骨伤科名家曹贻训医案

编著 曹贻训

全国百佳图书出版单位
中国中医药出版社
·北 京·

图书在版编目（CIP）数据

骨伤科名家曹贻训医案／曹贻训编著．—北京：
中国中医药出版社，2021.11
ISBN 978-7-5132-7192-9

Ⅰ．①骨…　Ⅱ．①曹…　Ⅲ．①中医伤科学—医案—汇
编—中国—现代　Ⅳ．①R274

中国版本图书馆 CIP 数据核字（2021）第 199182 号

中国中医药出版社出版

北京经济技术开发区科创十三街 31 号院二区 8 号楼
邮政编码　100176
传真　010-64405721
三河市同力彩印有限公司印刷
各地新华书店经销

开本 880×1230　1/32　印张 6　字数 100 千字
2021 年 11 月第 1 版　2021 年 11 月第 1 次印刷
书号　ISBN 978-7-5132-7192-9

定价 39.00 元
网址　www.cptcm.com

服 务 热 线　010-64405510
购 书 热 线　010-89535836
维 权 打 假　010-64405753

微信服务号　zgzyycbs
微商城网址　https：//kdt.im/LIdUGr
官方微博　http：//e.weibo.com/cptcm
天猫旗舰店网址　https：//zgzyycbs.tmall.com

如有印装质量问题请与本社出版部调换（010-64405510）

曹贻训教授简介

曹贻训，1935 年 6 月生，山东龙口人，汉族。1965 年本科毕业于山东中医学院（现山东中医药大学），毕业后即于山东中医学院附院从事骨伤临床、科研和教学工作。师从全国著名骨伤科专家梁铁民、杨锡煆老师，继承了前辈的学术思想和丰富的临床经验，同时多次外出进修学习，博采各家之长。其勤奋学习，不断进取，逐渐成长为既通晓中医理论，又掌握中医独特治疗方法、现代骨伤医疗先进技术的骨伤科专家。

在 50 余年的医疗实践中，积累了丰富经验，在学术上有较深造诣。多年来发表学术论文 40 余篇，主编和参编学术著作 10 部，主持研究的科研成果四项，均获山东省科技进步奖。

曾任山东省中医药学会骨伤科专业委员会主任委员，山东中医学院骨伤系主任，《山东中医杂志》《山东中医学院学报》《中医正骨》等期刊编委，山东省医疗事故鉴定委员会委员。享受国务院政府特殊津贴专家，国家级名老中医、山东中医药大学教授。

1995 年确定为全国老中医药专家学术经验继承指导老师、硕士研究生导师，先后培养了两届四名高徒及两届研究生。目前设立了全国名老中医药专家传承工作室。在 80 岁时编写了《50 年临床经验与教训》，赠予骨伤研究生，使他们在学医路上多有借鉴，少走弯路。

序

　　吾师曹贻训教授，孑孑然勤求古训，悬壶济世六十载。是山东省中医骨伤学老一辈学科带头人，作为山东中医学院骨伤系首任系主任培养了大量骨伤科人才，可谓桃李满天下。作为山东省中医药学会骨伤科专业委员会首任主任委员，做出了开创性的工作。曹老中西并重，学验俱丰，在八十多岁高龄出版医案集，是其学术思想、临证思路、用药经验的汇集总结，体现出曹老作为前辈在岐黄道路上的艰辛探索和不断前行，体现出他作为医者对病患及其家庭的慈悯关怀和真诚帮助，以及他作为师长对后学的殷殷期待和谆谆教诲。

　　本书分为三部分，第一章内治，以颈椎病、强直性脊柱炎、股骨头缺血性坏死、慢性骨感染等临床疑难病、慢性病为重点，重在体现曹老的辨证施治和用药规律；第二章手法，重点在于总结曹老的正骨理筋手法，选取了锁骨骨折、肱骨内上髁骨折、肩关节脱位合并肱骨外科颈骨折、腰椎小关节滑膜嵌顿等，体现其手法之稳、准、轻、巧、活的特色；第三章手术，是以半腱肌重建膝关节后交叉韧带断裂为切入点，体现20世纪90年代曹老在这方面做出的创新性研究。

　　本书以病案形式编写，目的在于贴近临床，每种病都尽可能汇集曹老临证中所遇到的不同证型、不同病情、不同病程之病案，以体现该病辨证施治之全貌。这些病案的搜集整理，完全依赖于曹老几十年临证时随身携带的记事本，上面记录着病患诊疗经过、用药效果、诊疗体会等，夹杂着患者家属寄来的患者康复后的感谢，因此病案的真实性、可靠性、可遵从性得以保障。在过去没有电子信息保存的条件下，能够积累并整理出这些完整的病案，曹老付出了极大的心血和精力，是十分宝贵的临床经验总结，值得我们认真学习继承，从中也可以看出曹老作为骨伤大师的精神境界和高尚医德。本书的叙述语言既符合中医、西医医学术语要求，又似师传身授言传身教，娓娓道来润物无声，就像一根银针挑拨灯心，使我等愚钝之心瞬间明亮，思路愈加清晰。这就是为师者平时的教学再现，和蔼、平和、温润，毫无做作之态。

　　老骥伏枥志在千里，耄耋之年再出新作。这本集结着曹老几十年深厚学术思想和丰富临床经验的书，必将成为我们行医道路上的引领和借鉴，使我们能够站在新的学术高度上传承精华，守正创新，行稳致远。在此书即将出版之际，衷心祝愿恩师健康长寿！

学生徐展望、王明喜、高飞谨呈

2021 年 9 月 1 日

前　言

　　余于 1959 年考入山东中医学院医疗本科，经过六年寒窗，精读医书，刻苦钻研，以优异的成绩圆满完成学业，于 1965 年毕业。毕业后即分配到山东省中医院工作，至今从事骨伤临床、教学、科研工作近六十年。耄耋之年仍坚持医疗第一线，不管刮风下雨，还是酷暑寒冬，都辛勤工作，如因生病则提前告知门诊负责人员通知患者暂停门诊。在诊疗过程中，严肃认真，绝不敷衍了事，认真询问病史、进行临床检查，把诊断结果、处方用药以及今后注意事项均一一向患者交代清楚，有问必答，直到患者满意为止。因此博得广大患者的赞誉，名声在外，慕名求医者众多。更重视在技术上精益求精，从不放过任何蛛丝马迹，绝不马虎从事，直到把病因搞清楚，得出正确诊断。采用合理治疗原则，配以有效的方药，并把患者治愈为止。一生为医，是患者信得过的医生。五十余年临床治愈患者数以万计。临证时在衣袋内装一个小笔记本，凡是治愈的典型病例、治疗心得等都记录在这个小本上，包括患者姓名、年龄、籍贯、病种、方药、治疗时间、复查情况等，就是这样一点一滴长期积累，通过整理形成了这本"医案集"。

这本医案集所涉及医案大都是临床慢性病，疑难病，或者几经周转多家医院久治不愈的病例。这些医案都是真实完整的，今将其整理成册，对后来人可能会有一定益处。

一份好的医案应具有以下特点：首先是真实性，它是医者长期临床诊疗的真实记录，没有夸张和虚假。其次要具有科学实用性，医案能够较好地反映医者的学术水平、诊疗思路和临床经验，读一本好的有科学价值的医案，可以从中吸取很多宝贵经验，也可将这些经验直接用于临床，来证实其效应和价值，应用者事半功倍。最后可以反映出学者的学术思想以及良好的医德医风。在本医案集中所列举处方用药，均为我几十年在临床反复运用并经过多次修改而定下来的协定方，只是在不同患者身上辨证加减而已，效果十分肯定。

本医案集包括以下内容：内治（共计 104 例）、手法（共计 6 例）、手术（共计 10 例）。

（一）内治

1. 颈椎病

共列举了 18 个典型病例，包括颈椎病的各个类型，绝大部分采用中医保守治疗而治愈，在治疗中采用自创的颈痹汤加减，有效率近100%，治愈率达到60%以上。

2. 腰椎间盘突出症

共列举了 10 个典型病例，包括各型腰椎间盘突出症，采用自拟的肾痹汤，其效果如上。

3. 强直性脊柱炎

共列举了 25 个典型病例，均用自创 1 号、2 号尪痹汤，治愈了大量患者，患者来自全国各地。

4. 股骨头缺血性坏死

共列举了 21 个典型病例，均采用自创骨蚀汤加减内服，取得了良好效果，大部分患者免除了手术治疗。

5. 骨髓水肿

列举了 2 个典型病例，采用中医中药保守治疗而病愈。

6. 骨质疏松症

列举了 4 个典型病例，采用自拟坚骨方内服，效果良好。

7. 膝关节肿痛

列举了 5 个典型病例，均采用中药内服和中药熏洗方法治愈，效果较好。

8. 肢体肿胀

列举了 3 个典型病例，采用自拟活血消肿汤和 1 号洗药熏洗而治愈。

9. 慢性骨感染

列举了 13 个典型病例，采用内服解毒汤、2 号洗药熏洗或创伤膏外敷而治愈，效果满意。

10. 慢性湿疹

列举了 2 个典型医案，中药保守治疗病愈。

11. 足跟痛

列举 1 例，跟骨刺疑难病也可治愈。

(二) 手法

1. 腰椎小关节滑膜嵌顿症：共列举了 5 个典型病例，均采用自创正骨推拿手法而治愈，效果甚佳。

2. 肱骨内上髁骨折伴肘关节脱位。

3. 锁骨骨折的整复和固定方法。

4. 肩关节脱位合并肱骨颈骨折。

5. 手法整复加钢针撬拨治疗肱骨干近端粉碎骨折 1 例。

(三) 手术

膝关节后交叉韧带完全断裂，均采用半腱肌替代手术治疗，共治疗 18 例，本案中列举了 10 例，效果满意，其手术方法为国内首创。

以上三章，共计 120 个病历。

本医案由山东中医药大学附属医院、山东省中医院骨科主任，博士生导师，山东省名中医药专家徐展望教授协助整理，并为本书作序，使我非常高兴，在此表示真挚的感谢！

　　在此还要感谢山东中医药大学附属医院骨科谭国庆医生和骨伤研究生王啸、马陈、安建鹏、弥德扬、贾梦龙、刘树兴、李如义、王一飞、客帅帅、李本健、李志超等同学帮助整理材料。

　　由于年事已高，记忆力差，思路迟钝，书中错误之处，请广大读者批评指正。谢谢！

曹贻训

2021 年 9 月 1 日于山东济南

目　录

第一章　内治 ……………………………………… 001

一、颈椎病 ………………………………………… 003

(一) 医案 ……………………………………… 003

(二) 临证备要 ………………………………… 030

二、腰椎间盘突出症 ……………………………… 032

(一) 医案 ……………………………………… 033

(二) 临证备要 ………………………………… 046

三、强直性脊柱炎 ………………………………… 049

(一) 医案 ……………………………………… 051

(二) 临证备要 ………………………………… 076

四、股骨头缺血性坏死 …………………………… 082

(一) 医案 ……………………………………… 082

(二) 临证备要 ………………………………… 102

五、骨髓水肿 ……………………………………… 107

医案 …………………………………………… 107

六、骨质疏松症 …………………………………… 109

（一）医案 ………………………………………… 109

（二）临证备要 …………………………………… 114

七、膝关节肿痛 …………………………………… 117

医案 ……………………………………………… 117

八、肢体肿胀 ……………………………………… 122

（一）医案 ………………………………………… 122

（二）临证备要 …………………………………… 125

九、慢性骨感染 …………………………………… 126

（一）医案 ………………………………………… 127

（二）临证备要 …………………………………… 139

十、慢性湿疹 ……………………………………… 143

医案 ……………………………………………… 143

十一、足跟部痛 …………………………………… 145

医案 ……………………………………………… 145

第二章　手法 ……………………………………… 147

一、腰椎小关节滑膜嵌顿症 ……………………… 149

（一）医案 ………………………………………… 151

（二）临证备要 …………………………………… 154

二、肱骨内上髁骨折伴肘关节脱位 ……………… 156

三、锁骨骨折的整复和固定方法 ………………… 158

四、肩关节脱位合并肱骨外科颈骨折 ·············· 159

五、手法复位加钢针撬拨治疗肱骨近端粉碎骨折 ··· 160

　　医案 ·· 160

第三章　手术 ·· 163

　半腱肌替代治疗膝关节后交叉韧带断裂 ············ 165

　　（一）医案 ·· 165

　　（二）临证备要 ··· 173

从医有感 ·· 174

第 一 章
内 治

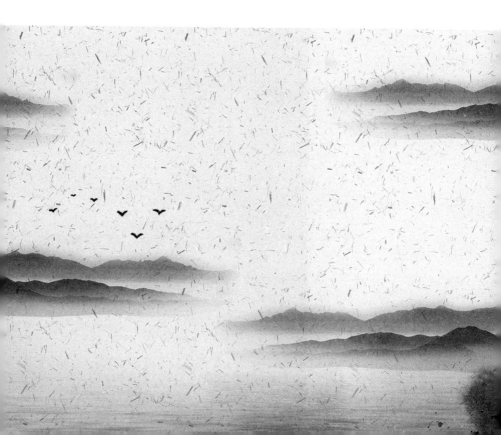

一、颈椎病

颈椎病是由于颈椎退变影响或累及神经根、椎动脉、脊髓、交感神经等组织，出现相应的临床症状、体征的一种疾病。临床表现和影像学征象的相互印证，是诊断颈椎病的原则。本医案主要呈现余运用中医药辨证治疗各型颈椎病的经验体会。

（一）医案

医案1

张某，男，65岁，济南市中区人，退休干部。1997年9月5日初诊。

病史：患者于1994年春患病，主要为头晕、头痛，两上肢疼痛麻木多年，走路不慎时易摔倒，经多方医治无效，有医院建议手术治疗，患者拒绝。慕名来诊。

诊查：身体略胖，血压略高，145/90mmHg，前额有摔伤瘢痕，颈部压痛，上肢牵拉痛，肌力下降，感觉略减退，霍夫曼征阳性，走路不稳，腱反射亢进，巴宾斯基征阴性。

X 线片检查：颈椎增生较重，间隙变窄。MR：C3/4、C4/5、C5/6、C6/7 椎间盘突出约为 6mm，黄韧带增厚，致椎管狭窄压迫神经。舌淡红苔薄白，脉弦。

诊断：颈椎病（混合型）。

治法：解痉止痛，活血化瘀，通阳祛邪，培补元气。

处方：自创颈痹汤。

葛根 15g	鸡血藤 15g	钩藤 15g	当归 15g
炒白芍 15g	丹参 15g	川牛膝 10g	全蝎 5g
地龙 6g	延胡索 10g	桑寄生 15g	生黄芪 20g
补骨脂 12g	党参 15g	炒白术 15g	木瓜 12g
威灵仙 12g	姜黄 9g	天麻 10g	菊花 6g
甘草 6g			

水煎 400mL，分两次早、晚饭后服用，先服 7 剂以观后效。

复诊：患者于 1997 年 9 月 12 日复诊，服药后效果较好，感觉头晕头痛减轻，上肢麻木、疼痛也好转，饮食、二便均正常，效不更方，按原方继服 7 剂。

三诊：1997 年 9 月 19 日，复诊后问其病情，患者大喜，面带笑容回答曰：自觉明显减轻，头晕头痛好了一半，夜间能够入睡，走路较前稳了，饮食、二便正常，无不良反应。诊脉稍弦，血压稍降，吃饭不香，原方加生姜 3 片，大枣 5 枚，砂仁 6g，以开胃气。取药 14 剂，水煎服。

再诊： 1997 年 10 月 2 日，复诊上述症状明显好转，头晕头痛基本痊愈，上肢疼痛好转，但麻木未除，因无不良反应，且效果良好，故不更方，继服半月，再诊后基本痊愈，为防复发，再服 14 剂以巩固疗效，经过两年复查，症状未再复发。

按： 本病主要为老年体弱，肝肾亏虚，气血不足。而致筋骨失养，导致颈椎退行性改变，再加上外伤或外感风寒湿之邪侵袭，造成气血瘀滞不通，不通则痛，主要病理是神经根及其周围软组织炎性水肿，而刺激神经末梢导致症状产生。颈痹汤就是根据本病的病理变化而制定的，既能解痉止痛，又能活血化瘀疏通经络，既补气养血又培补肝肾，达到扶正祛邪之目的。同时又能补后天之本而不伤胃气，是治疗颈椎病的良方要药。

医案 2

邢某，男，52 岁，济南仲宫人，干部，2001 年 6 月 15 日初诊。

病史： 就诊时自述颈部疼痛难忍，两上肢麻木疼痛，夜不能寐半月，无外伤史，但有受凉病史，因为胖易出汗，通宵空调在 20℃ 左右，感受风寒而发病。经多家医院诊治不见效果，建议手术治疗。患者及其家属不同意，于是求医于我。

诊查： 身体较胖，痛苦面容，颈后压痛明显，右上肢不敢大幅度运动，颈部侧倾则上肢出现放射痛，头部转动则上肢疼痛加重，臂丛神经牵拉试验阳性，霍夫曼征等病理征阴性，下肢行走正常，阅 X 线片颈椎前后缘均有增生，MR 检查结果 C2~7 均有椎间盘突出，而且较重，颈椎管狭窄。饮食、二便正常。舌苔正常，脉弦数。

诊断： 颈椎病（神经根型）。

治法： 解痉止痛，活血化瘀，通阳祛邪，培补元气。

处方：

葛根 15g	钩藤 15g	鸡血藤 15g	当归 15g
川芎 10g	丹参 20g	桂枝 9g	全蝎 5g
地龙 6g	延胡索 12g	炒白芍 15g	片姜黄 10g
木瓜 12g	生黄芪 15g	沉香 2g$^{(冲服)}$	甘草 6g

水煎两次，取药液 400mL，每次服用 200mL，分早、晚饭后 1 小时服用，取药 7 剂，同时在颈部配合热敷，每天两次，每次 1 小时，1 周后复诊。

复诊： 患者于 2001 年 6 月 22 日复诊，服药后有效，上述症状缓解，无明显副作用，饮食、二便正常，夜间能间断入睡，患者很有信心，要求取药继服，再服 7 剂观察。

三诊： 于 7 天后按时复诊，问其效果如何？答曰：效果甚好，上肢麻木疼痛大减，睡觉安稳，饮食、二便正常，脉略弦，唯略有恶心。考虑与沉香冲服有关，于是处方去沉香，加陈皮9g，姜半夏6g，继服15剂，以观后效。

四诊：于2001年7月14日复诊，病情稳定有好转，饮食欠佳，舌苔略厚，大便正常，考虑为久服中药伤其脾胃，于是方中加党参15g，炒白术15g，砂仁6g，继服15剂。

再诊：患者于7月23日来诊，症状明显减轻，上肢疼痛轻微，饮食好转。再按上方服15剂。以后复查，病已痊愈。

按：本病例属神经根型颈椎病，但压迫神经根较重，出现上肢疼痛难忍夜不能寐，方中加重活血通络之药，同时加上止痛要药沉香，所以取得了良好效果。但沉香不能久服，有的患者会出现恶心不适。

医案3

李某，男，65岁，济南章丘人，农民，1997年6月6日就诊。

病史及诊查：患者于两年前发病，初起颈部疼痛，双上肢麻木疼痛，在当地找人推拿针灸，效果不明显，迁延日久，病情逐渐加重，上肢不但麻木疼痛加重，随后出现双手无力，呈半握拳状，手指屈曲，颤抖，霍夫曼征阳性，双下肢发软无力，行走跛行，膝、跟腱反射亢进，巴宾斯基征阳性，已失去劳动能力。其他医院均动员手术治疗，患者拒绝。家人陪伴来诊，其 MR 示多发性颈椎间盘突出，后纵韧带肥厚，造成椎管狭窄。舌淡苔白，脉沉。

诊断：颈椎病（脊髓型）。

治法：补肝肾，养气血，通督壮阳，活血通络止痛。

处方：

生黄芪 20g	党参 15g	炒白术 15g	熟地黄 15g
骨碎补 15g	巴戟天 12g	桑寄生 15g	川牛膝 10g
葛根 15g	钩藤 15g	鸡血藤 15g	全蝎 5g
地龙 6g	丹参 15g	当归 15g	川芎 9g
桂枝 9g	延胡索 9g	白芥子 6g	甘草 6g
鹿角胶 6g^(烊化)			

取药 7 剂，水煎两次，滤药液 400mL，分两次早、晚饭后服用。

复诊：1997 年 6 月 13 日复诊，患者服药 7 剂平妥，无不良反应，饮食、二便正常，诊其脉略弦，舌苔无变化，再按原方继服 15 剂，以观其效。

三诊：6 月 28 日，患者复查，病情好转，饮食较前增加，上肢颤抖有所减轻，下肢走路略有力，逐步向好的方向发展。为加大药力，原方生黄芪改为 30g，加穿山甲（用乌梢蛇代，下同）6g，继服 15 剂，再诊。

四诊：1997 年 7 月 15 日复诊。上肢颤抖症状明显减轻，双手指变软，关节僵直逐渐能屈伸，但运动仍然受限制。走路逐渐平稳，患者精神状态明显好转，由忧变喜，对疾病治愈抱有很大希望。效不更方，按上方继服药 80 余剂，身体已基本恢复正常，上肢有力无颤动，走路有力，能干日常家务，再诊时上方配成药丸内服，每次 5g，日服 3 次，以巩固疗效。

于 2008 年 6 月 3 日复查，上述症状已完全消除，生活自理且能下地干活。已介绍多个患者慕名求医，转述其已恢复如常人。

按：患者为劳动者长期低头操劳，久之颈椎产生增生和退行性改变，继而椎间盘突出和后纵韧带肥厚，颈椎管狭窄。年老体弱，肝肾亏虚，气血不足，而发颈椎病，颈部脊髓和周围神经受压而形成上述症状。不但能丧失劳动能力，甚至导致瘫痪。因年迈体弱，肝肾亏损和气血不足，所以在颈痹汤基础上重用补肝肾，养气血，通督脉，壮阳气之品，如鹿角胶、巴戟天、肉苁蓉等。因为病情较重，加重活血化瘀通络搜剔之品，使瘀闭得通，神经功能逐步得以恢复。

医案 4

石某，男，48 岁，青岛某集团干部，于 2007 年 1 月 15

日就诊。

病史：患者于 1 个月前发病，初得病时颈部疼痛，右上肢麻木疼痛，夜不能寐，严重影响患者工作和休息，在青岛各家医院治疗无效，后来山东省中医院住院治疗，用针灸和扩张血管药未见效果，后邀我会诊。

诊查：患者面赤，痛苦面容，因疼痛夜间睡眠很少，精神不振，颈部压痛，头偏向右侧则右上肢放电样剧痛，且麻木，肌力下降。患肢臂丛神经牵拉试验阳性，无病理反射，纵轴叩击头顶则疼痛加重，诊脉弦而数，舌赤而厚。查血象均正常，MR 显示 C3/4 椎间盘突出较大且偏右侧。

诊断：颈椎病（神经根型）。

治法：解痉止痛，活血化瘀，通阳祛邪，培补元气。

处方：

丹参 20g	赤芍 15g	当归 15g	川芎 10g
桑枝 15g	葛根 15g	钩藤 15g	鸡血藤 15g
川牛膝 10g	炒白芍 15g	全蝎 5g	地龙 6g
延胡索 10g	木瓜 12g	穿山甲 5g	威灵仙 15g
生黄芪 20g	片姜黄 12g	甘草 6g	

水煎两遍，滤药液 400mL，早、晚饭后服 200mL，先服用 3 剂，观察。

复诊：2007 年 1 月 18 日去病房诊查，见患者痛苦面容已去，晚上能入睡，但能疼醒，上肢疼痛略有缓解，饮食、二便正常，诊脉弦而平稳。按原方，加炒枣仁 15g，远志 10g，继服 5 剂。

三诊：于 2007 年 1 月 23 日再去病房探查患者，病情有好转，上肢疼痛减轻，晚上能间断入睡，面赤消除且有笑容，患者家属十分高兴，饮食略欠佳、不香，再按上方加砂仁 6g，山楂 9g，继服 7 剂。

四诊：于 2007 年 1 月 30 日再诊，上肢疼痛明显缓解，夜睡平安，饮食可，大便正常。临近春节，患者要带药回家过年，按上方开药 15 剂，并交代注意事项：年三十、初一、初二停药，绝不能劳累，特别是长时间低头操劳，每天颈部热敷两次，每次 1 小时，有异常情况及时电话沟通掌握病情进展情况。大年初三来电曰：一切均好并再三感谢。

再诊：2008 年正月十六日又来复诊，劳累时上肢还有疼痛感，其他均正常，饮食略欠佳，舌苔白腻，脉平稳，去赤芍，加党参 15g，炒白术 15g，再服 15 剂，以后随访未复发，后去广州工作，至今常来电话，告知一切很好。

按：该案是较严重神经根型颈椎病，由于长期伏案工作，积劳成疾，主要症状为上肢疼痛。所以方中重用活血化瘀、通络止痛之品，非虫类搜剔之品难以起效，但不能久用，凡药皆偏，久服必伤其脾胃，所以患者出现食纳不香，在治疗过程中应注意保护后天，长期用药，以除顽疾。

医案5

张某，男，65岁，于1995年8月3日初诊。

病史： 患者10年前有颈椎病，但症状不明显，近来因为长期低头著书，劳累过度，又因天热，贪凉过度而发病，电话告知去家诊病。

诊查： 患者卧床，面带痛苦诉右上肢麻木疼痛较重，不能持笔写字，检查颈部压痛，右侧倾头上肢痛加重。素血压略高，140/80mmHg，饮食、二便正常。X线片示，颈椎均有增生且较重，C4/5、5/6椎间隙狭窄。舌淡红苔薄白，脉弦。

诊断： 颈椎病（神经根型）。

治法： 解痉止痛，活血化瘀，通阳祛邪，培补元气。

处方：

生黄芪15g	当归15g	川芎9g	桂枝9g
葛根15g	炒白芍15g	钩藤15g	鸡血藤15g
桑寄生15g	威灵仙12g	片姜黄9g	全蝎5g
地龙6g	穿山甲6g	丹参15g	川牛膝9g
延胡索9g	党参15g	炒白术15g	甘草6g

水煎服分服，并告诫患者颈部理疗，不要贪凉。患者

看方后连连点头说：此方肯定有效。遂令家人取药7剂。

复诊： 7天后，8月10日去家探视。进门先生大喜，曰右上肢疼痛明显好转，无副作用，饮食、二便正常，上方继服7剂，先生同意。

三诊： 于1995年8月17日复诊，问先生病情如何？先生曰：病愈近半，右手能持笔写字，但时间久会感到疼痛，无不良反应。效不更方，建议再服15剂，先生同意。半个月后见先生，问其病情，答曰基本痊愈。告诫先生今后不要贪凉，睡枕头不宜太高，最好睡荞麦皮枕头，侧卧时要高一些，平卧时按一按则低一些，保持颈椎平直，每天晚上颈部热敷1小时。观察十余年未见复发。

按： 因为先生一生中大部分时间都在低头看书写作，颈部长期劳损，老年体弱、气血亏损，久之致使颈椎退行性变，增生，椎间隙变窄，压迫神经根。近期又受寒邪入侵，致气血经络瘀闭不通，为此采用上法治疗，既补气血，又活血化瘀，通痹活络止痛，病愈无复发。

医案6

周某，女，40岁，济南某诊所医生，于2011年10月8日首诊。

病史： 患者颈部、左前臂、肩、背均痛，颈部后伸前屈时症状加重，左上肢无力不能上举，但被动活动不受限制。经济南各大医院诊断治疗，使用针灸、推拿、神经营养药物治疗，不见效果。

诊查： 右侧三角肌、肱二头肌肌力下降，均为 II 级左右，肩周围感觉下降，CT 片示 C3/4、4/5、5/6 椎间盘突出均 5mm 左右，脊髓及神经根受压，椎间孔狭窄。

诊断： 颈椎病（神经根型）。

治法： 解痉止痛，活血化瘀，通阳祛邪，培补元气。

处方： 以颈痹汤加重生黄芪 40g，桃仁 9g，茯苓 15g，7 剂，水煎药液 400mL，分两次早晚分服。

复诊： 于 2011 年 10 月 15 日复诊，服药 7 剂患者感到舒服，上肢麻木疼痛微见好转，其他无变化。饮食、二便正常，上方继服 7 剂。

三诊： 于 2011 年 10 月 22 日按时就诊，疼痛麻木明显减轻，患肢感觉有力，肩部肌力增加能运动，外展能达到 90°，饮食、二便正常，患者很有信心坚持治疗。效不更方，遂取药 7 剂继服。

再诊： 患者连续服用 49 剂，上肢麻木疼痛已除，肩部肌肉肌力已恢复至 IV 级左右，患肢上举过头。停中药内服，配成药丸，连服 2 个月，半年复查未见复发，能参加正常工作。

按： 神经根型颈椎病，出现支配肩胛带神经受压临床少见，属于臂丛神经受压麻痹，故在方中重用生黄芪，配以当归补养气血，气为血之帅，气行则血行，推动活血化瘀之药力到达病所，又加桃仁增加活血之功效，同时寓意补阳还五汤作用。我们曾于1998年对该方药做过动物实验，大白鼠造模后，喂服补阳还五汤，实验证明该方药对促进周围神经生长和再生有很好的作用，上肢麻木瘫痪也可治愈。

医案7

任某，女，45岁，山东成武人，初诊时间2009年5月30日。

病史：颈部疼痛5月余，低头后心慌较重，不能低头工作，查心电图、心脏彩超均正常，排除心脏疾病，在内科住院治疗半个月不见好转。

诊查：患者低头后听其心率明显增快，每分钟达100余次，抬头时心率85次/分左右，舌苔正常，临床考虑颈椎病诱发心慌，行MR检查，为C2~7椎间盘突出并椎管狭窄。

诊断：颈椎病（交感神经型）。

治法：活血化瘀通络，镇静安神，培补元气。

处方：颈痹汤加炒枣仁15g，茯神15g，7剂，水煎两遍滤药液400mL，分两次早晚分服，并嘱患者服后一定来诊。

复诊：于2009年6月7日按时复诊，问其病情，患者曰：上肢痛及低头心慌症状已除大半。诊脉，心率明显减慢，嘱查心电图，每分钟心率85次，恢复正常。效不更方，再取药10剂，按上方煎服。

再诊：于2009年6月17日复诊，脉象平稳，患者无心慌感觉，上肢痛症状解除，饮食、二便正常。病愈。

按：颈椎间盘突出刺激交感神经引起心慌临床少见，心慌一症心脏病多见，本例经过检查心脏无异时，就应考虑由他病引发，临床可见患颈椎病而引起心慌和心律不齐等现象，治病必求其本，颈椎病治愈了，其并发症自然而愈。

医案8

朱某，男，62岁，济南市人，于2010年3月5日来诊。

病史：患颈椎病已5年余，主要表现为头晕、头痛、恶心、双上肢麻木，走路不稳如踩棉花样。血压略高，150/90mmHg。

诊查：患肢臂丛神经牵拉试验阳性，霍夫曼征阳性，MR示C3~7椎间盘突出并椎管狭窄。脉弦。

诊断：颈椎病（混合型）。

治法：平肝潜阳，活血化瘀，疏通经络，培补元气。

处方：

天麻 12g	炒白术 15g	钩藤 15g	当归 15g
川芎 9g	菊花 6g	桑枝 15g	丹参 15g
川牛膝 10g	赤芍 12g	全蝎 5g	地龙 9g
白芥子 6g	延胡索 9g	葛根 12g	鸡血藤 15g
生黄芪 15g	党参 15g	炒白术 15g	甘草 6g

取药 7 剂，水煎两遍取药汁 400mL，早、晚饭后各服 200mL。

复诊：于 2010 年 3 月 12 日复诊，服药后头痛、头晕、恶心症状减轻，无不良反应，饮食、二便正常，诊其脉略弦，再按原方继服 7 剂。

三诊：患者服 14 剂后，上述症状减轻，血压平稳略降，头晕、头痛、恶心等症状明显好转，走路平稳，自己感到下肢有劲了，饮食、二便正常。患者要求药力加大一点，诊其脉后，加穿山甲 6g，7 剂，水煎服。

四诊：于 2010 年 3 月 20 日来诊，服药 21 剂，病情逐渐好转，无不良反应，间断治疗约半年，上述症状基本消除。

医案 9

文某，男，71 岁，家住济南钢铁厂，2010 年 8 月 9 日初诊。

病史： 颈肩部、腰部疼痛 8 月余，上下肢麻木较重，晚上麻痛尤重，小腹部亦痛，每晚只能睡 2 小时觉，痛苦难忍，服用镇静及止痛药物略缓解。济南各大医院均看过病，建议手术治疗，患者因恐惧，求医于我。

诊查： 痛苦面容，走路跛行，臂丛神经牵拉试验阳性，霍夫曼征阳性。下肢感觉及肌腱反射均正常，直腿抬高试验阳性。MR 示：C4/5、C5/6 椎间盘突出，相应后纵韧带肥厚压迫神经。L3/4、L4/5、L5/S1 椎间盘突出，压迫腰部神经，因而引起上下肢症状。舌苔正常，脉略弦。

诊断： 颈椎病（混合型），腰椎间盘突出症。

治法： 解痉止痛，活血化瘀，通阳祛邪，培补元气。

处方： 颈痹汤加狗脊 15g，续断 15g，生黄芪改为 40g，7 剂，水煎分服。

复诊： 2010 年 8 月 16 日复诊，服药平妥未见其效，但无副作用。诊其舌苔脉象如前。上方加穿山甲 5g，再服 7 剂。

三诊： 8 月 24 日按期复诊，观面容痛苦已消，上肢麻木疼痛均减轻，无不良反应。效不更方，继服 15 剂再诊。

四诊： 2010 年 9 月 10 日复诊，服药 29 剂后大见其功，睡眠如常，上下肢麻木已基本消失，小腹痛消除，饮食、二便正常，因为病重恐后复发，上方穿山甲改为6g，再服10剂以巩固疗效，经半年复查，未见复发。

按： 久病体弱，肝肾亏损，气血不足，经络瘀闭而发病，必须滋补肝肾，调养气血，活血通络，颈腰兼治，方中重用黄芪、穿山甲以增加补气活血之力，方可见效。

医案10

谭某，男，45岁，济南钢铁公司干部，1995年5月17日初诊。

病史： 由于长期低头工作，突然受凉而发病，主要症状为颈及右上肢麻木疼痛，不能工作。在某医院经针灸理疗，神经营养药内服治疗1周，不见疗效，邀我会诊。

诊查： 痛苦面容，右上肢活动疼痛加重。颈部压痛，臂丛神经牵拉试验阳性，饮食、二便正常，脉略弦而数。MR示：C3/4、C4/5、C5/6椎间盘突出5mm左右，压迫神经而出现上述症状。

诊断： 颈椎病（神经根型）。

治法： 解痉止痛，活血化瘀，通阳祛邪，培补元气。

处方： 颈痹汤加穿山甲9g，沉香2g（冲服），7剂，水煎分服。

复诊： 1995年5月25日复诊，服药后上肢疼痛减轻，晚上可入睡，诊脉平稳，血压不高，按上方继服7剂再诊。

三诊：上述症状大减，抬臂正常，能持笔写字，检查身体各方面无异常变化，略有恶心，考虑与沉香有一定关系，因而去沉香，再服药直至病愈为止。随即出院回家治疗，后服 12 剂病愈。春节期间再见，其病完全康复未再复发。

医案 11

张某，男，67 岁，农民，章丘绣惠人，于 2010 年 4 月 27 日初诊。

病史：初诊时上下肢麻木，颈部疼痛，走路如踏棉花样，不稳无力，病已 4 月余。

诊查：年老体弱，面黄肌瘦，臂丛神经牵拉试验阳性，霍夫曼征阳性，走路跛行，膝反射和跟腱反射活跃，巴宾斯基征阳性，肌力下降，感觉正常，饮食欠佳，大便秘结，小便正常，舌淡苔薄腻，脉弦细。MR 示：C3～7 椎间盘均突出，相应后纵韧带肥厚钙化，致椎管狭窄压迫脊髓。

诊断：颈椎病（脊髓型）。

治法：补肝肾，养气血，活血化瘀，通督壮阳。

处方：

补骨脂 12g	骨碎补 15g	狗脊 15g	枸杞子 15g
生黄芪 30g	当归 15g	川芎 10g	太子参 10g
炒白芍 15g	炒白术 15g	丹参 15g	牛膝 10g

全蝎 5g　　地龙 6g　　鹿角胶 6g^(烊化) 木香 6g

桂枝 6g　　陈皮 9g　　炒莱菔子 9g 甘草 6g

15 剂，水煎分服。

复诊： 于 2010 年 5 月 13 日二诊。患者服药后感觉有精神，麻木未去，四肢有力，饮食、二便正常，脉象平和，上方加炮山甲 6g（研细粉冲服），加砂仁 6g，再服 15 剂，以观后效。

三诊： 服药 1 个月后，上下肢麻木减轻、有力，走路稳当，无不良反应，继服 15 剂。

四诊： 用药 45 剂，病情逐渐好转，观其舌苔正常，诊其脉搏有力，因服药效果较好，上方连续服药 85 剂，于 2010 年 10 月 12 日复查，上肢活动正常，麻木已除，能下地干活，并谢之。

按： 患者久病体弱，肝肾亏损，气血两虚，治病必求本，必须重用补肝肾、养气血之要药，再配以活血通络之品，方可取效。患者服用 80 余剂药未伤及脾胃，重要是方中已加入健脾养胃之品以顾后天。

医案 12

艾某，男，75 岁，于 2010 年 5 月 9 日初诊。

病史： 颈部疼痛，双上肢麻木，疼痛较重，晚上亦痛，严重影响休息，同时左下肢麻木，走路困难，病史已 5 年余，他院均建议手术治疗，患者拒绝，来省中医求医。

诊查：体胖略矮，血压略高，精神欠佳，痛苦面容，走路跛行，上肢外展及颈后仰时上肢麻木加重，臂丛神经牵拉试验阳性，直腿抬高试验阳性，下肢腱反射较弱，霍夫曼征、巴宾斯基征阴性，舌淡，脉弦，血压140/85mmHg。MR示：C4/5、C5/6椎间盘突出，相应后纵韧带肥厚，压迫脊髓。CT示：L3/4、L4/5、L5/S1椎间盘突出。

诊断：颈椎病（神经根型），腰椎间盘突出症。

治法：解痉止痛，活血化瘀，通阳祛邪，培补元气。

处方：颈痹汤加狗脊15g，续断15g。7剂，水煎两遍，滤药液400mL，早、晚饭后分服200mL，并嘱其颈腰理疗，每天2次。

二诊：七天后复诊，上述病情好转，唯大便稀，每日2~3次，腹部不痛。问其原因，不遵医嘱，早晨空腹喝一大碗，约400mL，晚上又服一大碗。嘱其改之。上方加薏苡仁15g，再服7剂。

三诊：2010年8月23日复诊，上述症状明显好转，大便已正常，饮食正常，效不更方，继服7剂。

再诊：2010年8月31日复诊，服药21剂，大见效果，上肢麻木疼痛减轻逾大半，夜间安睡，精神焕发，饮食、二便正常，又服药12剂，再诊时病愈。

按： 有患者认为空腹服药灌满肠才能治病，这种观点是错误的。大量中药空腹服用，容易刺激胃肠，引起肠胃不适，甚至腹痛腹泻，多者达每日十几次，被迫停药。饭后 1 小时服药最好，量不宜过多，以 200mL 为宜，另外改处方常加党参、炒白术、茯苓之药以护后天，服之很少见胃肠道反应。临床常有一些疑难杂病，慢性病，需要长期服药治疗，一定掌握服药方法，否则后天衰败病难治也。

医案 13

孙某，男，56 岁，章丘高官寨人，于 2010 年 7 月 8 日初诊。

病史： 初诊时，双上肢麻木疼痛，双下肢无力，走路不稳，如踏棉花样，病史长达 1 年之久，济南各医院均建议手术治疗，患者及家属拒绝，经人介绍慕名求医。

诊查： 四肢肌力下降，下肢走路跛行，膝、腱反射亢进，直腿抬高试验阴性，臂丛神经牵拉试验阳性，霍夫曼征阳性，舌苔腻，脉弦数。MR 示：C5/6、C6/7 椎间盘突出较重，相应后纵韧带肥厚，保守治疗没有把握，余亦建议手术治疗，患者不同意，遂以中药治疗。

诊断： 颈椎病（脊髓型）。

治法： 补肝肾，养气血，活血化瘀，通督壮阳。

处方： 颈痹汤加鹿角胶 6g（烊化），砂仁 6g，7 剂，水煎分服。

二诊：患者于 7 月 16 日来诊，服药后饮食改善，其他无明显变化，病情无加重，再以上方连服 15 剂。

三诊：2010 年 8 月 2 日来诊，上肢麻木疼痛减轻，能抬肩臂，下肢较前有力，走路平稳，上方再服 15 剂。

四诊：半月后按时复诊，舌苔脉象正常，病情逐渐好转，无不良反应，效不更方继服 15 剂。

再诊时患者述上肢麻木疼痛基本消除，下肢有力，走路平稳，经过两个月的治疗，基本痊愈。嘱其避风寒，并按时理疗，枕头不能太高，改丸药内服。

按：本例不但肝肾亏虚，且督阳空虚，在此治疗中加鹿角胶冲服，以强壮督阳之脉，方能奏效。

医案 14

孙某，女，65 岁，济南人，于 2012 年 3 月 6 日初诊。

病史：患颈椎病已 10 年余，逐步加重，上肢麻木疼痛无力，不能持物，下肢走路困难，跛行，需人搀扶。

诊查：上肢肌力均在Ⅲ级左右，感觉下降，下肢腱反射亢进，双踝阵挛阳性，霍夫曼征阳性，巴宾斯基征阳性。MR 示：C3/4、C4/5、C5/6、C6/7 椎间盘突出严重，后纵韧带、黄韧带肥厚，前后挤压，椎管空间只剩 1/3 左右。

病情较重，恐服药无效，动员患者抓紧行手术治疗，再拖下去可能出现瘫痪，于 2012 年 6 月 15 日在某医院行手术治疗。

3 个月后患者来诊，手术后基本没有好转，其临床表现与前相同，要求中药治疗，患者身体较瘦，舌淡苔腻，脉沉无力。

诊断：颈椎病（脊髓型）。

治法：补肝肾，养气血，活血通络，通督壮阳。

处方：

当归 15g	川芎 9g	桂枝 9g	桑寄生 15g
补骨脂 12g	枸杞子 15g	生黄芪 20g	人参 10g
炒白术 15g	茯苓 15g	鹿角胶 6g^(烊化)	全蝎 5g
地龙 6g	炮山甲 6g	威灵仙 12g	白芥子 6g
木瓜 9g	陈皮 9g	木香 6g	甘草 6g
生姜 3 片	大枣 5 枚		

7 剂，水煎，早晚饭后分服。

二诊：2012 年 9 月 22 日复诊，饮食、二便正常，无明显不良反应，唯饮食不香，上方加砂仁 6g，再服 7 剂，观察。

三诊：1 周复查，病情略见好转，上下肢感觉有力，活动渐灵活，饮食好转，原方继服 7 剂。

四诊：2012 年 10 月 10 日来诊，病情逐步好转，能扶拐下地，随时调方，中药服用 2 个月，患者满意，遂改药丸服用。

医案 15

刘某，女，58 岁，济南人，于 2016 年 5 月 2 日初诊。

病史： 初诊时头晕恶心 10 天，欲倒，不能站立走路。

诊查： 上肢不麻不痛，血压 130/85mmHg，颅脑 CT 未见异常，颈椎 MR 示 C3/4、C4/5、C5/6、C6/7 椎间盘突出并椎管狭窄。脉平和，舌苔正常。

诊断： 颈椎病（椎动脉型）。

治法： 平肝潜阳，补气养血，活血通络。

处方： 颈痹汤天麻改为 12g，加陈皮 9g，半夏 6g，生姜 5 片，7 剂，水煎分服。

复诊： 服药 7 天后，邀我去家看病，头晕症状明显好转，恶心呕吐已好，饮食、二便正常，效不更方，继服 7 剂。

三诊： 能下地行走，头晕基本消失，无不良反应，再服 7 剂后复诊病愈。

按： 本病为典型椎动脉型颈椎病，因椎间盘突出刺激椎动脉使脑部供血不足，因而产生头晕恶心症状。中医认为证属肝阳上亢，气血不足，在上方中加重天麻、钩藤、炒白芍以平肝潜阳，用当归、鸡血藤、生黄芪、川芎之类补气养血，病自然而愈。

医案 16

王某，女，80 岁，于 2016 年 6 月 12 日初诊。

病史：初诊前十余天，患者自觉头晕，站立加重，足下无根，卧床休息后病情减轻或不晕，口服乘晕宁不见效果。

诊查：血压 130/85mmHg，查血常规正常，视力正常，舌苔正常，诊脉平和。MR 示：C3/4、C4/5、C5/6 椎间盘突出，颈部神经受压。

诊断：颈椎病（椎动脉型）。

治法：平肝潜阳，补气养血，活血通络。

处方：颈痹汤加重天麻 15g，加菊花 10g，石决明 15g，7 剂，水煎两遍滤液 400mL，早、晚饭后分服。

复诊：服药 7 剂，于 6 月 20 日复诊，头晕减轻，无不良反应，前方继服 7 剂。

三诊：服药 14 剂，病减大半，走路稳当，药效不改方，再取 7 剂，痊愈，至今无复发（此患者为我老伴）。

医案 17

史某，男，55 岁，摄影工作者，于 1994 年 9 月 12 日初诊。

病史：因长期肩扛大型摄像机，过于劳累，引起右侧颈部及右上肢麻木、疼痛，不能工作，夜不能寐，找我就诊。

诊查：右颈部压痛，头右侧倾斜疼痛加重，纵轴叩击痛，右手四、五指麻木，阅 X 线片示 C4/5、C5/6、C6/7 间隙狭窄并增生，CT 证实上述椎间盘突出。患者素有胃病，身体消瘦，饮食欠佳。

诊断：颈椎病（神经根型）。

治法：解痉止痛，活血化瘀，通阳祛邪，培补元气。

处方：因有胃疾不能服用中药汤剂，改为口服配制药粉，每次 5g，每日 3 次，连服 20 日病愈。

注：该药粉是请山东中医药大学中药系主任田景振教授加工而成。当时因工艺复杂没有大型设备，只能于实验室少量加工，不能大量开发，配方即颈痹汤适量，经过蒸馏浓缩，干燥而成，临床效果较佳，无不良反应。

医案 18

张某，女，65 岁，章丘绣惠人，于 2015 年 3 月 7 日初诊。

病史：患颈椎病 8 年余，因为病情较重，于 1 年前在外院行手术治疗，手术后并无好转，遂慕名求医。

诊查：患者自己不能行走，坐轮椅而来，下地时需人搀扶，双下肢僵硬迈不开步，并不时颤抖。双上肢活动明显受限，僵硬，肘及手指呈屈曲状，也有抖动现象，霍夫曼征阳性，叩击膝踝时出现较长时间震颤痉挛，平静后方可逐渐休止。脉弦而数，舌苔正常。颈后有长约 10cm 手术瘢痕。MR 示：C3~7 椎板缺如，椎间盘突出，该段脊髓有部分变性。

诊断：颈椎病（脊髓型）术后，脊髓变性。

治法：补肝肾，养气血，活血化瘀，通督壮阳。

处方：这是临床上遇到的最严重的颈椎病，在患者和家属再三恳求下，只好处方治疗观察。

葛根 15g	炒白芍 15g	鸡血藤 15g	钩藤 15g
当归 15g	川芎 9g	桂枝 9g	丹参 20g
赤芍 15g	牛膝 9g	全蝎 5g	地龙 6g
延胡索 9g	桑寄生 15g	生黄芪 30g	桃仁 9g
党参 15g	炒白术 15g	片姜黄 9g	木瓜 12g
枸杞子 15g	生姜 5 片	大枣 5 枚	鹿角胶 6g (烊化)

7 剂，水煎分服。

复诊：于 2015 年 3 月 15 日复诊，患者服药后没有效果，上述症状仍存在，没有不良反应，按上方加砂仁 6g，再服药观察。先后服药 45 剂后，病情没有起色，最后放弃治疗。

按：本病临床极其少见，由于颈椎间盘突出严重并且压迫脊髓时间太长，以致脊髓变性，失去支配肌肉的功能。虽然手术减压，但为时已晚。中药虽能促进神经恢复，但也无济于事，最后患者终身残疾。如果早期治疗，绝不会出现这样的后果，希望患者有病早期诊断和治疗，以免错过最佳治疗时机。

（二）临证备要

颈椎病的病因病机主要为肝肾亏损，气血不足，复感风寒湿邪，而致经络气血瘀滞，经络不通，筋骨失养，肌肉痉挛，是本虚标实之证。余在临床诊治颈椎病达30年之久，创立了颈痹汤，临床随症加减，效果非常满意，有效率接近100%，治愈率为60%左右，为治疗颈椎病有效良方。

颈椎病的发病以颈椎退行性改变为内在基础，外伤或感受风寒湿邪是其主要致病因素，神经根及其周围炎症反应为主要病理变化。

本病的治疗原则为扶正祛邪，以颈痹汤为主要方剂，水煎服日1剂。方中葛根解肌止痛专治项强，为缓解项背疼痛、肌肉痉挛之要药；钩藤和鸡血藤有舒筋活血之功效，钩藤解痉力强，配合葛根，作用增倍，鸡血藤能活血补血，三者相辅相成，具有良好的解除颈项肌肉痉挛之效果，达到止痛的目的，是该方君药。丹参活血祛瘀，消肿止痛，牛膝活血通络，舒筋利痹，川芎活血理气，祛风止痛，延胡索是理气止痛要药，以助君药达到活血化瘀、理气止痛的目的，合为臣药。在方中，又加入全蝎、地龙虫类搜剔之品，以加强活血化瘀之力，使经络通畅。重用生黄芪补气，气为血之帅，气行则血行，配合当归以达到补气养血之目的。以桑寄生、牛膝、补骨脂等药培补肝肾，达到扶正祛邪之效果，桂枝、姜黄以温经通阳，祛风散寒，当为佐药。甘草为使调和诸药。

本方是基础方剂，如患者出现头晕头痛（椎动脉型颈椎病）加天麻9g，菊花6g；若有恶心呕吐者，加陈皮9g，姜半夏6g，生姜6g，同时也适用于交感神经型颈椎病。如属脊髓型颈椎病，应加鹿角胶6g（烊化）和杜仲等，以壮督脉之阳，强壮身体。

颈痹汤具有疗效可靠安全，副作用小的优势，除极其严重的疼痛需要镇痛药物外，只用内服该方即可获得满意疗效，已为三十多年的临床实践所证实。"活血通络，解痉止痛法治疗颈椎病的实验和临床研究"课题，2005年获山东省科学技术进步三等奖。

颈椎病的病因复杂，治愈后容易复发，必须重视预防和保健。日常生活中应注意保持头颈部正确姿势，不要长期低头工作，如感到颈部疲劳时，可适当按摩颈部肌肉，也可左右前后小幅度活动颈部以缓解疲劳，改善颈部血液循环。睡眠时应选择高低合适的枕头，最好用荞麦皮枕头，其优点是能塑形，平卧时枕头要低一些，侧卧时枕头高一些，尽量保持颈部平衡，这样才不会使颈椎在睡眠时产生劳损。如果姿势不正，会在晨起感到颈部不适或疼痛。

平时要注意保暖，防止外邪侵入，如感到颈部劳累或者颈部疼痛时，可做理疗或热水袋外敷，避免颈部剧烈转动，尤其是患有颈椎管狭窄者更应注意。乘车时急刹车、骑电动车摔伤，极易造成颈椎过伸性损伤，这种损伤临床常见，轻者肢体麻木，严重者颈椎脱位或截瘫。从事长期低头工作的人群，工作 2 小时后，应当做工间操，活动颈部肌肉，消除颈部疲劳，对减少颈椎发病有很大的益处。

二、腰椎间盘突出症

中医对本病早有论述，如《素问》"衡络之脉，令人腰痛不可以俯仰，仰则恐仆，得之举重伤腰"，"肉里之脉，令人腰痛，不可以咳，咳则筋缩急"，《医学心语》"腰痛拘急，牵引腿足"，与腰椎间盘突出症相似。该病发病率较高，治疗较为困难，多给患者带来较大痛苦，影响生活和工作，应早期治疗。

（一）医案

医案 1

李某，女，45 岁，济阳县人，于 2008 年 2 月 19 日初诊。

病史： 腰痛伴右下肢放射痛 2 个月，发病时腰有扭伤史，走路跛行，夜静疼痛加重，且有下肢麻木，在当地针灸、理疗不见好转，在县医院 CT 检查，诊断为腰椎间盘突出症，来济就医。

诊查： 以手扶着右侧腰部，疼痛难忍，腰呈半屈位不能伸直，腰部活动明显受限。上床困难，需人帮助，左侧直腿抬高试验阴性，右侧直腿抬高约 40° 阳性，感觉正常，下肢反射正常，无病理征。CT 示 L5/S1 椎间盘突出约 10mm，压迫右侧神经根。舌淡苔白腻，脉弦。动员患者住院手术治疗，患者家属拒绝，要求保守治疗。

诊断： 腰椎间盘突出症。

治法： 补肝肾，养气血，活血化瘀，祛风散寒，通络止痛。

处方： 自拟肾痹汤。

桑寄生 9g	独活 9g	当归 15g	川芎 9g
桂枝 9g	丹参 15g	川牛膝 9g	葛根 15g
炒白芍 12g	全蝎 5g	地龙 6g	威灵仙 12g

木瓜 12g　　延胡索 9g　　狗脊 15g　　续断 15g

炒杜仲 15g　白芥子 6g　生黄芪 15g　党参 15g

炒白术 15g　甘草 6g

7 剂，水煎两遍，滤药液 400mL，早晚饭后分服。并嘱卧床休息 7～10 天。腰部烤电热敷，每日 2 次，每次 1 小时。

复诊：于 2008 年 2 月 26 日复诊，患者腰能直起来，下肢疼痛减轻，晚上能睡觉，饮食、二便正常，舌苔脉象无变化，按上方再服 12 剂，以观后效。

三诊：2008 年 3 月 10 日来诊，病情更有好转，腰部可活动，下肢疼痛消失，行走下肢麻木减轻，胃感不适疼痛，大便正常，上方加木香 6g，再服 7 剂观察。

四诊：患者服药 26 剂，患者未来，家属代述胃已不痛，病情明显好转，无其他不适，再服 10 剂，嘱下次患者一定来诊。

五诊：2008 年 3 月 27 日患者来诊，走路基本正常，腰部活动前屈略受限，直腿抬高 80° 左右，饮食、二便正常。效不更方，再取药 12 剂。

再诊：12 天后患者来诊，面带笑容，腰部活动走路正常。下肢疼痛麻木已消除。嘱其保暖，每天腰部理疗，外出干活时腰围保护，患者不愿服中药，改药丸内服。嘱今后注意休息，避免感受风寒。

按：本病主要病因为椎间盘本身退变，再加外伤、劳累或感受风寒等，使纤维环发生破裂，致髓核突出。中医认为本病为肝肾亏损、先天不足或者劳损负重，久病体虚致肾精不足，肾将惫矣，故出现腰背酸软无力。劳损负重，感受风寒湿之邪，病邪阻滞经络，则气血运行不畅，不通则痛，因而产生临床一系列症状。所以治疗必须以补肝肾，养气血，活血化瘀，祛风散寒，通络止痛为主。本病正虚为本，邪实为标，必须标本兼治，根据这一观点创立肾痹汤，多年用于临床取得良好效果。

医案2

张某，女，45岁，济南人，于2005年12月16日初诊。

病史：因为长期弯腰工作，同时受寒冷刺激于2005年11月18日发病，腰痛及两下肢放射痛，不能工作，经过保守治疗，效果不明显，某医院CT检查，诊断腰椎间盘突出症，动员其手术治疗，患者拒绝，遂来就诊。

诊查：患者腰部有明显侧弯畸形，活动受限，于L5/S1间隙压痛且向下肢放射痛，双侧直腿抬高试验阳性，60°左右，下肢感觉、反射正常，阅其带来CT示L5/S1椎间盘突出较大，约占椎管矢状径1/2，余动员其住院手术治疗，患者坚决不同意，只好保守治疗。

诊断：腰椎间盘突出症。

治法：补肝肾，养气血，活血化瘀，祛风散寒，通络止痛。

处方：拟方肾痹汤，加沉香2g，7剂，水煎两遍，滤药液400mL，早晚分两次服用，同时口服止痛药物每日1片。嘱其卧床休息，每日腰部理疗。

二诊：2005年12月24日复诊，患者服7剂后病情好了一半，可以走路，下肢放射痛明显减轻，患者高兴握手致谢。直腿抬高明显好转，无不良反应，饮食、二便正常。效不更方，再服7剂。

三诊：2005年12月31日复诊，患者自觉比上次更好，唯感稍有恶心，诊其脉象平和，舌红苔微腻，上方去沉香，再取7剂。

四诊：走路正常，下肢微感疼痛，弯腰时仍感腰部略痛。再服7剂而愈，嘱患者自我保健，持续烤电，腰围保护，避免风寒。

医案3

张某，男，45岁，济南市章丘人，于2006年5月25日初诊。

病史：就诊前20天，患者因为受凉而出现腰痛，并有右下肢疼痛，曾找人推拿、针灸、拔罐不见好转，患者疼痛难忍，不能行走，坐轮椅来诊。

诊查：需扶起站立，腰部活动受限，直腿抬高试验阳性，CT 示 L4/5 椎间盘突出约 6mm，患者拒绝手术，要求保守治疗。

诊断：腰椎间盘突出症，中央偏右侧。

治法：补肝肾，养气血，活血化瘀，祛风散寒，通络止痛。

处方：肾痹汤加沉香 2g（冲服），7 剂，水煎 400mL，分两次早晚饭后服用。嘱患者卧床休息，每天烤电 2~3 次，每次 1 小时。

二诊：7 天后患者来诊，走路正常并能跑跳，腰部活动正常，下肢不麻不痛，饮食、二便均正常，脉象平和，患者连声称奇。我知道症状虽然消除，但病根仍在。嘱患者自我保养，注意休息，避免受凉，每天热敷腰部，又取汤药 7 剂，未再来诊。

按：本例初诊时，症状比较严重，通过临床检查及 CT 证实确有椎间盘突出。原来可能没有这么严重，突然受凉而引起腰腿痛，又经人不当推拿，使症状更加严重。来诊后嘱其卧床休息，腰部理疗烤电，再加口服活血化瘀、祛风散寒、通络止痛的中药，症状消除。将来如不加注意容易再犯，所以自我保健也很重要。部分农村推拿医师对该病病因病史不详，盲目采用生硬手法，不但治不好病，往往使病情加重。临床常遇到推拿后症状加重之患者。

医案 4

蔡某，男，29 岁，济南人，于 2008 年 6 月 11 日初诊。

病史： 半月前因劳累而致腰痛，并伴有右下肢放射痛，行走困难，活动后疼痛，特别是腰背伸时疼痛加重，遂门诊求医。

诊查： 患者弯腰行走来诊，问其为什么不能直腰？答曰：直腰时疼痛加重，并有下肢窜痛。嘱其上床检查，L4/5 椎旁压痛，重压时下肢有感觉，左下肢直腿抬高试验阳性，肌力、感觉正常，病理征阴性，CT 示 L4/5 椎间盘向后突出约 4mm，压迫右侧神经根。

诊断： 腰椎间盘突出症。

治法： 补肝肾，养气血，活血化瘀，祛风散寒，通络止痛。

处方： 因患者年轻，肝肾充实，故肾痹汤去狗脊、续断、巴戟天之类，加沉香 2g，7 剂，水煎分服。

复诊： 于 6 月 19 日复诊，服药有效果，上述症状减轻，无不良反应，原方再服 7 剂。

三诊： 2008 年 6 月 27 日来诊，患者能直腰行走，下肢疼痛减半，直腿抬高可达 70°以上，要求继服中药治疗，原方服药 10 剂，观察。

再诊：同年 7 月 8 日来诊，基本康复，临床检查无阳性体征。腰能后伸，走路正常。再服药丸巩固疗效。

医案 5

王某，男，52 岁，龙口人，于 1998 年 10 月 2 日初诊。

病史：来诊时腰腿痛 2 月余，走路时右下肢麻木疼痛，在当地医院保守治疗效果不显，来我院求医。

诊查：望其行走跛行，腰背伸时疼痛加重，咳嗽、大便时下肢疼痛加重，直腿抬高试验阳性，加强试验明显，病理征阴性。CT 示 L5/S1 椎间盘突出较大。动员住院手术治疗，患者拒绝。

诊断：腰椎间盘突出症。

治法：补肝肾，养气血，活血化瘀，祛风散寒，通络止痛。

处方：肾痹汤加炮山甲 6g，15 剂，水煎药液 400mL，分早晚饭后服用，并加止痛药。嘱其卧床休息半个月，腰部理疗，1 日 2 次。

复诊：于 1998 年 10 月 20 日来诊，问其病情如何？答曰：病情明显好转，咳嗽、大便时基本不痛了。下肢疼痛也好了近半。直腿抬高试验阴性，饮食、二便正常，效不更方，按上方再服 15 剂。

三诊： 半个月后患者按时就诊，病将痊愈，临床检查腰部活动正常，下肢麻木疼痛大减，直腿抬高近 80°，走路正常。患者连声道谢。患者不愿继服中药，改为腰康宁丸，每次 5g，每日 3 次，连服 1 个月，病愈。

医案 6

孙某，女，12 岁，新泰人，1995 年 12 月 22 日就诊。

病史： 患者于 1 个月前腰痛，并有下肢疼痛，有受凉史，平时喜好体育运动，但没有外伤史。因痛不能参加体育课，四处求医，治疗不见好转。来我院就诊。

诊查： 身高在 1.4 米左右，走路下肢痛，腰部活动受限，双侧直腿抬高试验阳性，下肢感觉、肌力、腱反射均正常。CT 示 L5/S1 椎间盘向后突出较大，占据椎管 1/2以上。

诊断： 腰椎间盘突出症。

治法： 补肝肾，养气血，活血化瘀，祛风散寒，通络止痛。

处方：

桑寄生 9g	独活 6g	当归 9g	川芎 6g
桂枝 6g	葛根 9g	炒白芍 6g	全蝎 3g
地龙 3g	丹参 6g	牛膝 6g	延胡索 6g

党参 6g　　　炒白术 6g　陈皮 6g　　　甘草 6g

水煎两遍取药液 300mL，早晚各服 150mL，共取 7 剂，并嘱其休息，保暖热敷，以观后效。

复诊：于 12 月 30 日复诊，通过治疗自己感到症状见轻，走路下肢疼痛减轻，腰部活动好转，家长感到有希望治愈，又服药 7 剂。

再诊：7 天后再诊，较前明显好转，能上学，但体育课暂时不能参加。饮食、二便正常，效不更方，再取 10 剂，以后患者未再来诊。

按：12 岁女孩患腰椎间盘突出，而且较大，占据腰椎管矢状径 1/2，临床症状明显，影响学习，临床少见。我想可能是先天性腰椎纤维环发育薄弱，又加体育锻炼，易造成椎间盘突出。因患者为儿童，药物不能用量过大，恐引起不良反应，临证时应因人而施药。

医案 7

马某，男，28 岁，山东莱芜人，于 2015 年 7 月 18 日就诊。

病史：患者于两年前因患腰椎间盘突出症，腰痛和下肢疼痛麻木时间较长，影响生活和工作，在潍坊某医院进行椎板减压手术。术后症状明显减轻，能参加工作。近半年来腰痛，行走时下肢疼痛麻木加重，影响工作，慕名求医。

诊查：腰部活动受限，后伸腰疼痛加重，下肢有麻木感。右侧直腿抬高试验阳性，左下肢抬高也有痛感，肌力正常，跟腱反射略有减弱，感觉正常。术前 CT 示 L3/4、L4/5、L5/S1 椎间盘向后突出，且椎管矢状径和横径均狭小；术后 1 年和 1 年半 CT 均显示椎间盘突出，神经受压。

诊断：腰椎间盘突出症合并发育性腰椎管狭窄。

治法：补肝肾，养气血，活血化瘀，祛风散寒，通络止痛。

处方：肾痹汤加鹿角胶 6g（烊化），穿山甲 6g，15 剂。水煎两遍，取药液 400mL，分两次早晚饭后服用，并告诫患者一定休息，避免受凉，腰部每天理疗两次，并以腰围保护，节制房事。

再诊：8 月 3 日复诊，腰痛及下肢痛减轻，无不良反应，饮食、二便正常。效不更方，上方继服 15 剂。

三诊：患者服中药 30 剂，症状明显好转，走路基本正常，腰部活动幅度增大，直腿抬高可达近 80°。患者满意，要求再取药 15 剂治疗。

四诊：病基本已愈，上班工作，唯劳累和受凉后腰及下肢有感觉，配药丸内服两个月。

按：这种先天性（发育性）椎管狭小临床少见，只有手术减压是最佳的治疗方法，但术后因受凉和劳累后又见腰痛加重，只有保守治疗，事实证明上述治疗方法是正确的，效果较佳，患者满意。

医案 8

张某，女，11 岁，小学五年级学生，于 2016 年 3 月 6 日就诊。

病史： 来诊时述腰痛及右下肢放射痛，走路也痛，不能跑步，不能参加体育活动。

诊查： 身高 1.65 米，体重 80 斤，腰部活动明显受限，不能弯腰，直腿抬高试验约 30°。MR 示 L5/S1 椎间盘突出较大，占据椎管矢状径 2/3，患儿症状较重，保守治疗困难，转入脊柱外科诊治，不知下文。余从医 50 余年，这是患椎间盘突出最小年龄，极为罕见。

按： 其发病原因可能有二，一者为先天因素，L5/S1 后纤维环发育不良，二者小孩平时好运动，可能与劳损有关。近几年来腰椎间盘突出症发病年龄趋向年轻化，应引起临床关注。

医案 9

刘某，男，36 岁，烟台人，2007 年 9 月 15 日就诊。

病史： 长期做维修工作，腰痛及右下肢痛 1 年，在当地诊断为腰椎间盘突出症，但久治不愈，影响工作。慕名求医。

诊查：身体强壮，因腰痛走路跛行，腰部活动受限，向前弯腰则疼痛加重，右下肢直腿抬高试验阳性，下肢感觉正常，足拇指背伸肌力下降。CT 示 L5/S1 椎间盘偏右侧突出，右侧神经根管狭小，神经根受压。

诊断：腰椎间盘突出症。

治法：补肝肾，养气血，活血化瘀，祛风散寒，通络止痛。

处方：肾痹汤去巴戟天，加沉香 2g（冲服），15 剂，水煎服，滤药液 400mL，分两次服，并嘱回去后卧床休息半月，以减少上半身体重对椎间盘的挤压。同时理疗，每天 2 次，每次 1 小时。

复诊：半月后电话告知，经过半月治疗，病减约半，腰及腿痛明显减轻，饮食、二便正常。按上方再服 15 剂。

三诊：服药 30 剂，按时来诊，病情近愈，腰部活动正常，唯有下肢走路或受凉感到不适，改为腰康宁丸内服 1 个月。复查二年未见复发。

医案 10

赵某，女，72 岁，济南人，2011 年 3 月 20 日就诊。

病史：患腰腿痛 2 年余，平时贴膏药、拔火罐、艾灸略能减轻。在家干家务活时突然闪腰后，腰腿痛加重，走路跛行，曾找人按摩不见好转，服止痛西药无效，来省中医就诊。

诊查：老年女性，身体较瘦，走路感到右下肢疼痛，腰部不敢大幅度活动，右直腿抬高试验阳性，约45°，CT示L4/5、L5/S1椎间盘轻度突出。患者平时有慢性胃溃疡病，饮食欠佳，血压略高，舌淡苔薄，脉弦细。

诊断：腰椎间盘突出症。

治法：补肝肾，养气血，活血化瘀，通络止痛。

处方：老年人体弱患病，并有胃病不能服中药汤剂，故配腰康宁丸内服，每次4g，每日3次，连服半月，并嘱其休息，腰部热敷治疗。

复诊：半月后来诊，问其如何，老人自述，感到腰腿痛减轻，走路比前有力了，饮食、二便正常。上药继服半月。

三诊：2011年4月21日来诊，老人面带笑容说，这药太好了，腰腿痛去了一多半，能干家务活，身体也硬朗了，要求再服药丸。既然没有副作用，饮食、二便正常，满足老人要求，嘱其自我保健，经常理疗，避风寒，以后未来再诊。

按：腰康宁丸是肾痹汤原方，按比例配制水丸，如绿豆粒大，老年人每次4g，青年人每次5g，每日3次。这位患者素有胃病，若服中药煎剂可能会有刺激，如恶心、呕吐或拉肚子等。内服药丸很少见到上述不良反应，但药丸可能效果慢一些，但有效果，此例就是见证。临床多用于老年人，或患有慢性病，或病将愈之末期，还有余症时用之。如能按现代工艺提纯精制成为冲剂或胶囊，更能方便患者，将会产生更好的社会效益和经济效益。

（二）临证备要

中医认为本病主要为肝肾亏损、先天不足，再加上劳役负重或久病体虚，以致肾精亏虚，腰失所养。腰为肾之府，肾虚精亏，劳役负重，腰失所养，故出现腰痛，腰膝酸软无力，是腰椎间盘突出症的主要病理基础。感受风寒湿之邪，也是致病的重要原因之一。外邪入侵，留瘀腰府，使经络瘀滞，气血运行不畅，不通则痛。扭挫外伤致经络不调、气血瘀滞、筋骨失养，轻者则麻木沉重，重者则疼痛难忍。从经络循行的部位来看，多累及督脉、足太阳膀胱经和足少阳胆经，其疼痛部位多位于上述经络循行之部位。

本病正虚为本，邪实为标，必须标本兼治。治疗以补养肝肾、调养气血、活血化瘀、祛风散寒、通络止痛为大法。方中重用狗脊、续断、杜仲、桑寄生，滋补肝肾，强壮筋骨，肝肾充足，则筋强骨壮，腰腿痛自然痊愈。又用当归、川芎、丹参、牛膝、延胡索活血化瘀，通络止痛，使气血运行通畅。本病久治不愈，邪气久羁，深入筋骨，经络郁闭，必须加用活血走窜之品，方可达到病所，为此加入全蝎、地龙之类。全蝎也是攻毒散结之要药；地龙下行走窜，又能息风解痉，合力外达皮肤，内通经络，透骨定痛，有耕田耙地之功、疏流开渠之效，以助上药达到活血通络止痛的效果。

该病常出现腰部挛急，疼痛难忍，腰部肌肉痉挛，形成恶性循环。在方中加入葛根、白芍、甘草，能有效地缓解肌肉痉挛，肌肉痉挛缓解，恶性循环解除，疼痛自然减轻。本病常因外邪入侵而发病，临床表现腰部冷痛，下肢发凉，又加入桑寄生、独活、桂枝、威灵仙之品，其目的是祛风散寒，通阳祛邪。久病多痰，痰湿顽邪，久瘀筋骨之间。方中妙用白芥子，辛温发散，通行经络，豁痰利气，使经络通畅、瘀闭通达，病则愈也。

脾胃为后天之本，气血生化之源，久病服药伤脾胃，用药必须兼护后天，方中重用黄芪补气虚健脾胃，黄芪又能促进脊髓损伤恢复，对神经有保护作用。配伍当归补养气血，党参、白术补中益气，健脾养胃，同时消除药物的不良反应。本方剂可以说面面俱到，既养先天又顾后天，既能活血化瘀，解痉止痛，又能祛风散寒，久用不伤及正气。临床可治疗多种椎间盘突出，有效率达90%以上。

根据本人多年体会，本方还可广泛用于腰腿痛、急性腰扭伤、小关节滑膜炎、慢性腰肌劳损、椎管狭窄等症，但临床应辨证施治。如病中出现颈项强痛，下肢无力，肌力下降，在方中加入鹿角胶 6g 烊化。如患者疼痛难忍，彻夜不眠，可再加沉香 2g，配合延胡索效果更佳。如患者下肢寒冷，桂枝加量至 15g，可再加入肉桂 6g。如患者咽部肿痛、目赤，去桂枝，改桑枝 15g。如失眠，不能入睡，可加炒枣仁、柏子仁等。如小便不利，加车前草 15g，萹蓄 15g，以利水通利。本病用该方治疗能收到满意效果，有的患者 1 周就可治愈，有的则需2~3 个月方能治愈。

有些病例是在腰椎间盘突出钙化基础上突然发病，疼痛剧烈，为何？究其原因是有新的髓核突出，引起神经根急性炎症反应。椎间盘突出症的临床症状程度，与突出物的大小有时很不一致，这主要取决于椎管的形态和容积，也与突出物与神经根、硬膜囊的位置关系相关，还与病程相关。一般说来，髓核突出往往固定性地挤压神经根，病程短的炎症因子浓度高，椎管狭窄的神经根缺乏避让空间，这些情况下患者症状往往剧烈，经过综合保守治疗，腰腿痛能够逐渐缓解。从多年的病例积累中发现，髓核游离脱出型，其症状反而较轻，而且通过休息，药物治疗，游离的髓核可在 1 年后吸收消失。这些经验都为该病保守治疗提供了有力证据，我们应当坚持腰椎间盘突出症阶梯治疗的原则，以保守治疗为基础，因为大部分患者可以通过保守治疗获得满意的效果，从而避免有创治疗的风险和弊端。

三、强直性脊柱炎

本病至今病因不清，属疑难病，给患者造成极大痛苦，甚至导致终身残疾。余对本病研究治疗达 30 余年，积累了大量临床资料和经验，治愈了大量患者。正气亏损，肝肾不足，气血虚弱是其内因，风寒湿热之邪侵袭是发病诱因。通过大量病例观察，几乎所有患者均有受寒或久居湿地史而诱发本病。

临床上主要分为三大类型。①风寒湿痹型：主要表现为腰膝冷痛，痛无定处，腰背僵硬，活动受限，恶寒肢冷，遇冷加重，得热则轻，大便稀，舌淡苔薄白，脉弦。②湿热郁滞型：腰骶部疼痛剧烈，难以仰卧坐立，伴膝关节肿痛，发热，体温多为 37～38℃，血沉增快，高达 120mm/h，口干多汗，小便赤，大便不爽，舌质红，苔黄腻，脉弦数。③肝肾亏损型：腰背僵直活动不利，晨起尤甚，伴有少气乏力，腰膝酸软无力，便干或溏，舌红少苔，脉沉细。

根据以上病因病机创立了 1 号尪痹汤和 2 号尪痹汤，治疗强直性脊柱炎效果甚佳。

1 号尪痹汤：

桑寄生 15g	独活 9g	当归 15g	川芎 10g
桂枝 9g	青风藤 15g	络石藤 15g	千年健 15g
老鹳草 15g	生黄芪 15g	全蝎 5g	地龙 6g
延胡索 9g	葛根 15g	炒白芍 15g	狗脊 15g
续断 15g	补骨脂 12g	威灵仙 12g	秦艽 10g
党参 15g	炒白术 15g	炒白芥子 6g	生甘草 6g

水煎两遍，滤药液约 400mL，早晚饭后分服。该方主要作用为补肝肾，养气血，祛风散寒，通络止痛，适用于风寒湿痹型和肝肾亏损型。

2 号尪痹汤：

金银花 15g	蒲公英 15g	黄柏 9g	牡丹皮 10g
青蒿 15g	知母 10g	桑枝 15g	连翘 15g
当归 12g	炒白芍 15g	葛根 12g	老鹳草 15g
络石藤 15g	延胡索 9g	威灵仙 12g	秦艽 10g
狗脊 15g	续断 15g	土茯苓 15g	黄芪 20g
党参 15g	炒白术 15g	苍术 15g	甘草 6g

水煎分服。如果患者出现发烧、血沉快，加羚羊角粉 1g（冲服），效果更佳。该方具有清热解毒、祛风胜湿、扶

正祛邪、通络止痛之功效，适用于湿热郁滞型。

（一）医案

医案 1

王某，男，18 岁，章丘人，于 2000 年 5 月 31 日来诊。

病史：患强直性脊柱炎 3 月余，曾在省级医院住院 1 个月治疗不见好转，仍腰骶部疼痛，腰活动受限，并有低热，家属来省中医慕名求医。

诊查：视其青年，痛苦面容，行走跛行，有明显受凉史，左髋部和腰部活动受限，晨僵明显，"4"字试验阳性，体温 37.5℃，血象偏高，血沉 120mm/h。CT 示：两侧骶髂关节模糊不清，间隙变窄。HLA－B$_{27}$ 阳性。舌红苔腻，脉濡数。

诊断：强直性脊柱炎（湿热郁滞型）。

治疗：清热解毒，祛风胜湿，扶正祛邪，通络止痛。

处方：2 号尪痹汤加羚羊角粉 1g（冲服），7 剂，日一剂，水煎分服。

复诊：2000 年 6 月 8 日复诊，服药 7 剂，效果很好，体温下降至 36.8℃，腰髋部疼痛减轻，饮食、二便正常，舌苔腻转为白厚。再按上方继服 10 剂观察。

三诊：于 6 月 19 日来诊，患者曰：病情好多了，周身轻快，感到有力了，走路髋关节不痛，腰部活动功能好转，饮食、二便正常。上方去羚羊角粉，再服15剂。

四诊：患者于7月5日复诊，检查腰髋部活动正常，体温36.6℃，血沉下降至15mm/h，已能上学读书。为预防复发，又按原方配成水丸，每次5g，每日3次，连服两个月。经1年多随访未再复发。

按：本病多为外邪入侵，日久郁而化热，所以应清热解毒，祛除虚热。患者发热一般是虚热，所以决不能重用苦寒之品，过伐则伤正气。该方剂既不伤正气，又能除虚热，多年来用于临床效果满意。

医案2

宋某，男，13岁，齐河县人，1999年3月15日就诊。

病史：因为秋天搬进新屋居住半年而发病，左髋部疼痛，不敢走路，家长背着来就诊。

诊查：主诉腰骶部疼痛并跛行，左"4"字试验阳性，髋关节活动明显受限，X线片示双侧骶髂关节间隙模糊不清、变窄，HLA-B$_{27}$阳性，血象正常，血沉36mm/h，体温37.5℃，舌红苔黄腻，脉滑数。

诊断：强直性脊柱炎（湿热郁滞型）。

治法：清热解毒，祛风胜湿，扶正祛邪，通络止痛。

处方：2号尪痹汤，半量，7剂，水煎滤药液300mL，早晚饭后1小时各服150mL。

复诊：同年 3 月 23 日复诊，服药 7 剂，腰及髋部疼痛减轻，可以自己行走，但跛行，饮食、二便正常。再按原方取药 7 剂再诊。

三诊：3 月 31 日复诊，髋关节活动明显好转，恢复基本正常步态，"4"字试验轻度阳性，体温已恢复正常，血沉下降至 15mm/h，上方去黄柏、青蒿，继服 10 剂观察。

四诊：4 月 11 日家长来代述，孩子走路正常，无痛，已上学去了，不愿继服中药汤剂，故改用强直丸内服，每次 3g，每日 3 次，连服 1 个月，病愈。

按：病因主要是久居潮湿房屋而发病，外邪入侵是本病发病重要因素，临床一定告诫患者，千万不要贪凉，注意保暖，是预防本病发生的方法之一。

医案 3

李某，18 岁，男，博兴县人，2000 年 7 月 14 日初诊。

病史：六月天热贪凉，洗凉水澡，并持续使用空调 2 月余而引起腰痛，双膝关节痛，走路困难，夜间疼痛加重，在当地医疗不效，来济求医。

诊查：青年身体略瘦，腰部晨僵，活动受限，行走跛行，双膝关节略肿，恶寒肢冷，弯腰时双手离地面约 20cm，"4"字试验阳性，血常规、血沉均正常，HLA－B$_{27}$ 阳性，CT 示双侧骶髂关节模糊不清。舌苔脉象均正常。

诊断：强直性脊柱炎（风寒湿痹型）。

治法：补肝肾，养气血，祛风散寒，通络止痛。

处方：1 号尪痹汤 15 剂，水煎两遍，滤药液 400mL，早晚饭后分服。

二诊：于 7 月 30 日来复诊，患者服药后效果满意，膝关节肿胀已消，走路疼痛消失，腰部活动幅度增加，二便正常，唯纳呆腹胀，上方加砂仁 6g，焦山楂 10g，再服 15 剂。

三诊：2000 年 8 月 15 日，家长来述，孩子服药后病情大减，腰部活动明显改善，无不良反应。因为是高二学生，需上学补习功课。要求取药 15 剂，巩固疗效。此后再未来诊，病愈。

医案 4

赵某，男，28 岁，宁阳县人，于 2007 年 9 月 11 日初诊。

病史：当年仲夏，天热下河洗澡，晚上铺凉席在露天地睡觉，身上没有遮挡衣单，一个夏天就这样度过。立秋后发病，感觉腰背疼痛，走路困难，膝髋部疼痛，针灸拔罐火疗不见好转，来济南就诊。

诊查：行走跛行，自述腰及髋部疼痛，不能弯腰，双手离地约 30cm，活动明显受限，直腿抬高试验阴性，"4"

字试验阳性，体温不高，血常规正常，血沉 12mm/h，HLA－B$_{27}$ 阳性，CT 示两骶髂关节模糊不清、变窄，部分有虫蚀样改变。舌苔脉象正常。

诊断：强直性脊柱炎（风寒湿痹型）。

治法：补肝肾，养气血，祛风散寒，通络止痛。

处方：1 号尪痹汤，15 剂，水煎药液 400mL，早晚饭后分服，因为疼痛较重，加服分可靖，日 1 片，并告知患者，今后不能再受凉，禁用电风扇，每天腰部理疗两次。

二诊：服药 15 剂后上述症状明显好转，疼痛轻了一半，可以走路，服药后有轻微恶心，大便正常。原方加陈皮 9g，姜半夏 6g，以和胃降逆，继取药 15 剂。

三诊：10 月 13 日来诊，查体腰部活动改善，右侧腰骶部仍感疼痛，体温正常，恶心好转，效不更方，因农忙要求取药 30 剂。

四诊：经过两个月治疗，病情大有好转，腰基本不痛，腰部活动近正常，能参加劳动。按原方配制水丸，每次服 5g，每日 3 次，连服两个月病愈。

复查：时隔 11 年，患者又于 2018 年 9 月 15 日来门诊求医，问其病情，初次病愈后 11 年一切正常，能参加体力劳动，近 10 天前因干重活，腰部劳伤，右侧腰部压痛，患者恐怕复发，要求再服 1 号尪痹汤 15 剂，另加尪痹片 5 盒。

按：患者近来腰痛与劳伤有关系，不一定是强直性脊柱炎复发，所以患此病不应过于劳累，否则能引起慢性腰痛。

医案5

张某，女，27岁，青岛人，2013年3月21日就诊。

病史：初诊时有明显受寒史，腰及左髋部疼痛，右足趾肿胀且痛，发病已11月余，青岛各医院均看过，经过多种方法治疗不见好转，慕名求医。

诊查：走路时右髋部及右足疼痛，腰部活动受限，弯腰时双手离地面25cm，晨僵，二便正常。查血常规：WBC $11×10^9$/L，中性粒细胞76%，HLA-B$_{27}$阳性，血沉102mm/h，体温37.8℃。CT示双侧骶髂关节间隙模糊不清、变窄，有锯齿样改变。舌赤苔腻，脉濡而滑。

诊断：强直性脊柱炎（湿热郁滞型）。

治法：清热解毒，祛风胜湿，扶正祛邪，通络止痛。

处方：2号尪痹汤15剂，水煎400mL，分早晚两次饭后服用，羚羊角粉1g冲服，日1次。

二诊：于4月7日复诊，体温下降至37℃，自觉周身轻松，走路时髋部疼痛减轻了，腰部活动改善。血沉降至80mm/h，血象也趋于正常。再取15剂水煎服，羚羊角粉1g冲服。

三诊：4 月 24 日来诊，病情趋向好转，体温 36.6℃，血沉 55mm/h，"4"字试验略呈阳性，弯腰时双手离地面约 15cm。患者很高兴，再取药 15 剂治疗。

四诊：20 天后复查，患者讲述没有加重，只感觉大便溏，饮食欠佳。舌赤转淡，苔略黄厚，脉沉弦。考虑长服中药，脾胃不和，胃气略伤，上方去黄柏，加砂仁 6g，薏苡仁 15g，炒麦芽 15g，再取 15 剂，告诫患者注意饮食调养，忌生冷。

五诊：服药 2 个月来诊，病已基本痊愈，建议患者今后注意自我保健，将原方配成水丸，连服两个月。2013 年 10 月 1 日患者介绍朋友来诊，问张某病情如何，答曰已参加工作了。

医案 6

陈某，男，21 岁，邯郸市大名县人，2010 年 10 月 6 日初诊。

病史：患者于 3 个月前由于天热吹风扇和空调受凉而发病，来诊时髋部及腰部疼痛，腰部活动受限，不能弯腰，晨僵明显，夜不能寐。

诊查：腰部活动受限僵硬，弯腰时双手离地面约 30cm，胸廓不痛，呼吸正常，查血常规正常，C 反应蛋白正常，血沉正常，HLA-B$_{27}$ 阳性，CT 示两侧骶髂关节间隙窄，模糊不清，并有破坏。

诊断：强直性脊柱炎（风寒湿痹型）。

治法：补肝肾，养气血，祛风散寒，通络止痛。

处方：1 号尪痹汤 15 剂，水煎两次，取药液 400mL，分两次早晚饭后服。

二诊：用药后复诊，腰、髋部疼痛减轻，走路活动均好转，饮食、二便正常。效不更方，再按原方继服 30 剂。

三诊：服药无副作用，检查腰部活动正常，髋部不痛，功能正常，要求巩固疗效。配水丸内服两个月，并告诫患者今后绝不能贪凉，应注意保暖，经常锻炼身体，跑步、体操，练习腰部功能等。

2012 年 4 月 5 日患者朋友患病求医，问其患者如何，答曰已完全康复。

医案 7

张某，男，36 岁，滕州市人，于 2007 年 5 月 5 日初诊。

病史：于 8 年前患强直性脊柱炎，山东省各大医院均看过，目前仍腰背痛，并有驼背畸形，阴雨天疼痛加重，影响工作和休息。

诊查：驼背畸形，挺不起腰来，睡觉不能平卧，腰背僵直，活动受限，双手离地面约 30cm，膝踝肿痛发热，直腿抬高试验阴性，"4"字试验阳性，体温 37.6℃，血沉 38mm/h，HLA-B$_{27}$阳性，CT 示骶髂关节间隙消失，部分有破坏。舌红苔黄略腻，脉滑数。

诊断：强直性脊柱炎（湿热郁滞型，晚期）。

治法：清热解毒，祛风胜湿，扶正祛邪，通络止痛。

处方：2 号尪痹汤 15 剂，水煎两遍取药液 400mL，早晚饭后分服。并嘱其腰背理疗，逐步锻炼身体，做弯腰伸腰运动，挺胸、拉单杠等运动。

复诊：服药后有效，脊柱僵硬好转，活动幅度增加，周身感到轻松，饮食、二便正常，按上方取药 30 剂继服。

三诊：于 6 月 28 日复诊，病情逐步好转，无不良反应，周身感到舒服有力，疼痛也轻了，脉及舌苔无变化，又取药 30 剂，以后断断续续服药近 1 年。

四诊：2008 年 7 月 15 日复诊，病情稳定，疼痛减轻，腰部活动明显改善，体温 36℃，血沉正常，腰背痛有好转，配中药丸内服两个月。以后有其他患者告知张某已正常工作，再未复发。

医案 8

赵某，男，18 岁，高唐县人，2008 年 8 月 19 日初诊。

病史：2008 年 7 月因为吹风扇和空调而发病，主要为腰髋部疼痛，活动受限，腰部僵直，影响生活学习。

诊查： 行走略有跛行，腰部活动受限，弯腰双手距地面 25cm，"4"字试验阳性，血常规、血沉正常，HLA-B$_{27}$阳性。CT 示两骶髂关节毛糙不清。

诊断： 强直性脊柱炎（风寒湿痹型）。

治法： 补肝肾，养气血，祛风散寒，通络止痛。

处方： 1 号尪痹汤 15 剂，水煎分服。

二诊： 服药后疼痛减轻，走路跛行不明显，饮食、二便正常，再按上方继服 15 剂观察。

三诊： 服药 30 剂腰髋部疼痛明显好转，走路正常，但阴雨天仍感腰痛，饮食、二便均正常，要求再取药 20 剂，以后患者未再来诊，想必已愈。

医案9

赵某，男，20 岁，聊城人，2008 年 4 月 26 日初诊。

病史： 因受寒而致腰背部疼痛半年余，他院已确诊为强直性脊柱炎，但医治无效，来诊。

诊查： 腰背僵硬，活动受限，双手离地面约 15cm，查血常规正常，HLA-B$_{27}$阳性，CT 示两侧骶髂关节间隙狭窄，有部分锯齿样改变，体温正常。舌苔脉象正常。

诊断： 强直性脊柱炎（风寒湿痹型）。

治法： 补肝肾，养气血，祛风散寒，通络止痛。

处方： 1 号尪痹汤 15 剂，水煎 400mL 药液，早晚饭后分服。

复诊：5月10日来诊，服药平妥，疼痛略有加重，饮食、二便正常，再按原方继服15剂，另服依芬（依托度酸缓释片），日1片。

三诊：患者于5月25日来诊，服药30剂后有效果，腰背疼痛轻多了，弯腰时双手能触及地面，其他没有异常变化，家长要多取药，原方再服30剂。

四诊：6月26日家长来代述，孩子的病基本好了，实在喝够中药了，配强直丸内服两个月。再未来诊。

医案10

王某，男，15岁，茌平人，1998年11月7日初诊。

病史：因六月天热在屋顶上铺凉席睡觉，晚上只盖小被单，连续睡了3个月，出现腰痛、髋痛和膝踝部疼痛，关节肿胀，走路痛，在当地医院诊为风湿性关节炎，治疗无明显效果，来济南求医。

诊查：体温37.5℃。视其走路跛行，以髋、膝疼痛为重且肿胀，局部温度略高，关节活动受限，腰部活动受限，"4"字试验阳性，弯腰时双手不能触地，僵硬。阅其带来资料：血常规WBC略高，血沉45mm/h，类风湿因子阳性，HLA-B$_{27}$阳性，X线片示骶髂关节模糊不清。

诊断：强直性脊柱炎（湿热郁滞型）。

治法：清热解毒，祛风胜湿，扶正祛邪，通络止痛。

处方：2号尪痹汤剂量减半，去续断，土茯苓12g，苍术12g，取7剂，水煎两遍，滤药液300mL，早晚饭后分服。加羚羊角粉1g冲服，嘱其一定来复诊。

二诊：服药后无明显变化，但无副作用，再按上方取药15剂再诊。

三诊：于11月30日就诊，走路时膝、踝部疼痛减轻，肿胀消除一半，腰部及髋部疼痛减轻，体温37℃，饮食、二便正常，病情好转，家长感谢不已，再按原方取药15剂。

四诊：半月后来诊，检查上述症状再度好转，走路不痛了，关节肿胀不明显，腰部活动正常。再取药15剂，并告诉家长，今后严防寒冷和潮湿，严禁使用空调、电风扇，保暖、理疗很重要。

五诊：家长代述病愈，已上学了，为了巩固疗效，配水丸，每次3g，日服3次，半年后来诉未复发。

按：山东西北地区，大都为平房，房顶上抹一层厚厚水泥，优点是可在屋顶晒粮食，夏天又可在屋顶乘凉，小孩就在上面睡觉，时间短还可以，但睡3个月就易受寒冷潮湿外邪入侵而发此病。该地区发病率较高，应引以为戒。

医案11

赵某，28岁，男，齐河人，2001年2月15日初诊。

病史：患者两年前因睡阴冷潮湿房屋而发病，主要为腰、膝关节疼痛，不能参加劳动，曾去北京大医院看病，经检查确诊为强直性脊柱炎，内服西药可以止痛，但病未除。来国医堂求医。

诊查：问其家族史，表兄也患此病。走路跛行，腰部活动明显受限，僵硬，弯腰时双手距地面约 15cm，双侧"4"字试验阳性，血常规正常，HLA-B$_{27}$阳性。CT 示两侧骶髂关节间隙窄，且有锯齿样破坏，两侧髋关节间隙变窄，以右侧为重，活动痛重。

诊断：强直性脊柱炎（风寒湿痹型，晚期）。

治法：补肝肾，养气血，祛风散寒，通络止痛。

处方：1 号尪痹汤，重用黄芪 30g，15 剂，水煎两遍，滤液 400mL，分早晚饭后服用。

复诊：半月后患者来诊，自觉服药后身体轻松有力了，疼痛略有减轻，饮食、二便正常。再按原方继服 15 剂。

三诊：患者服药 30 剂，腰及髋部疼痛减轻，活动范围增大，患者很有信心治好病，坚持服药，要求取药 30 剂。

四诊：4 月 20 日复诊，自述病情好一多半，两手能触及地面，但"4"字试验阳性，阴雨天感觉不舒服，再取药治疗。

该患者间断来诊，治疗半年余，能参加劳动，其工作开货车跑长途达一年半。后来结婚外出旅游，10 天后回来，不能行走，右髋部疼痛、活动受限，扶拐行走。服中药治疗不见其效，做 CT 检查，右髋关节间隙消失，失去运动功能，后动员手术，行右侧髋关节置换术。后功能恢复正常，病愈。

按： 该患者结婚旅游劳累受凉而疾病复发加重，发展为髋关节强直，失去功能，被迫手术治疗，由此可见休息、防寒保暖对预防该病进展有重要意义。

医案 12

孙某，男，22 岁，寿光人，于 2001 年 4 月 5 日初诊。

病史： 去年夏天因为下河游泳，又久卧湿地而发病。初病时周身酸楚疼痛，以腰、髋、膝为主，同时伴有发热，周身无力，特别是两下肢无力，在潍坊某医院住院治疗无效，后来国医堂求医。

诊查： 青年身体较壮，其腰部活动明显受限，两膝及踝关节肿胀、疼痛，行走困难，蹒跚步态，体温 38℃，血常规白细胞升高，血沉 80mm/h，HLA-B$_{27}$ 阳性，CT 示两侧骶髂关节模糊不清，间隙变窄。舌赤苔腻，脉濡无力。

诊断： 强直性脊柱炎（湿热郁滞型）。

治法： 清热解毒，祛风胜湿，扶正祛邪，通络止痛。

处方： 2 号尪痹汤，7 剂，水煎分服，另加羚羊角粉 1g

（冲服），日 1 剂。

二诊：服药 7 剂后体温略降，周身轻松，饮食、二便正常，再取药 15 剂，以观疗效。

三诊：于 4 月 28 日复诊，服药后体温下降至 37.5℃，腰髋部疼痛轻多了，走路能迈开步，感到下肢有力，脉弦有力，舌苔白略腻，病有好转，上方再服 15 剂。

四诊：服药 37 剂，体温 37℃，感到身体有劲儿，腰髋部活动明显好转，弯腰时双手能触及地面，膝、踝关节肿胀明显消退，走路轻松有力，蹒跚步态不明显，家长非常高兴，连声道谢。效不更方，原方再服 15 剂。

五诊：2001 年 5 月 30 日再次来诊，服药 50 余剂，上述症状基本好了，走路正常，下肢有力，体温 36.7℃，血沉下降至 20mm/h，家长要求继服中药 15 剂。

六诊：家长来述，孩子已上班了，要求配药丸，原方配水丸，日服 3 次，每次 5g，连续服两个月。复查两年没有复发。患者于 2005 年夏天贪凉后又发病，其症状如前，后住省级医院治疗 1 个月有一定效果，但病未痊愈。后又求医于我，经治疗两个月病情得到控制，至今再未见来诊。

按：本病属于疑难病，虽能治好，但易复发，特别是风寒湿邪侵袭和劳累后，一旦复发，则更难治愈。

医案 13

姜某，女，28 岁，潍坊人，于 2012 年 7 月 20 日初诊。

病史：于22岁时因受凉而发病，初病时主要表现为两髋关节及腰骶疼痛，受凉加重，得热则轻，行走时跛行，在当地医院确诊为强直性脊柱炎，治疗虽有好转，但始终不能根治，反复发作，走路逐渐困难，最后坐轮椅来就诊。

诊查：患者女性，站立十分困难，双腿迈不开步，体温37.5℃，血常规正常，血沉30mm/h，HLA-B$_{27}$阳性。X线片和CT见骶髂关节间隙基本消失，双侧髋关节间隙明显变窄，股骨头有虫蚀样改变。饮食、二便正常，舌苔黄腻，脉弦而数。

诊断：强直性脊柱炎（湿热郁滞型，晚期）。

治法：清热解毒，祛风胜湿，扶正祛邪，通络止痛。

处方：2号尪痹汤，15剂，水煎分服。

二诊：半月复诊，患者无明显变化，也无不良反应，原方继服15剂。

三诊：1个月后体温略有下降，37℃，血沉降至20mm/h，舌苔白腻，上方继服15剂观察。

四诊：病情略好转，体温、血沉正常，但髋关节功能没有改善，动员手术治疗，行双髋关节置换术。手术后半年复查，髋关节功能已恢复正常，走路如常人。

按：女性较少罹患该病，同时累及髋关节更少，如果早期治疗可能有治愈希望，所以早期诊断、早期治疗是何等重要。但漏诊和误诊屡见不鲜，给患者造成极大痛苦，应引起临床医生高度重视。

医案 14

张某，男，14 岁，广饶人，1992 年 6 月 3 日初诊。

病史： 5 年前发病，受凉而致脊柱疼痛，髋部亦痛，四处求医无效果，来省中医求治。

诊查： 腰部活动受限，弯腰双手离地面约 20cm，并有脊柱侧弯，"4"字试验阳性，体温略高 37.1℃，血沉 35mm/h，HLA-B$_{27}$ 阳性。X 线片示双侧骶髂关节间隙模糊不清，并有局限性骨质破坏。

诊断： 强直性脊柱炎（湿热郁滞型）。

治法： 清热解毒，祛风胜湿，扶正祛邪，通络止痛。

处方： 2 号尪痹汤半量，15 剂，水煎服，煎药两遍取药液 300mL，早晚饭后各服 150mL。

复诊： 于 6 月 18 日按时复诊，服药后明显减轻，体温下降至正常，血沉 20mm/h，腰部活动范围增大，无不良反应，诊其脉、望其舌苔正常。效不更方，按上方再取药 15 剂，以观后效。

三诊： 服药 1 个月，效果更加明显，上述症状均恢复正常，原来脊柱侧弯也有纠正。小孩难以长期服中药，后改成强直丸内服，每次 3g，每日 3 次，半年后病愈。

病案 15

张某，男，16 岁，临邑县人，2000 年 5 月 15 日初诊。

病史： 患者于 2 个月前受凉而发病，主要表现为两侧髋部疼痛，夜间加重，不发烧，走路困难，在当地治疗不见效果，来省中医求医。

诊查： 体温 36.5℃，腰部活动受限，望其行走跛行且痛，"4" 字试验阳性，$HLA-B_{27}$ 阳性。CT 示双侧骶髂关节模糊不清。

诊断： 强直性脊柱炎（风寒湿痹型）。

治法： 补肝肾，养气血，祛风散寒，通络止痛。

处方： 1 号尪痹汤 15 剂，水煎两遍取药液 400mL，早、晚饭后分服 200mL。

复诊： 同年 6 月 2 日来诊，问其病情如何，自述疼痛减轻，腰及两髋部活动好转，饮食、二便正常。效不更方，再按上方取药 15 剂。

三诊： 服药 30 剂，效果明显，症状明显好转，亦无不良反应。再服 15 剂，以观后效。

四诊： 临床检查，无阳性体征，腰部活动和走路正常无痛，为了巩固疗效，按上方配药丸内服 2 个月，病愈。

医案 16

季某，男，15 岁，商河人，2000 年 6 月 1 日初诊。

病史： 1 年前因下河洗澡，又吹空调而引起腰部、髋部疼痛，在当地治疗不见效果，慕名来济求医。

诊查： 腰痛晨僵，两髋部亦痛，夜间痛加重，腰部活动明显受限制，弯腰双手离地面约 20cm，双髋活动受限，"4"字试验阳性。走路需人搀扶，血常规正常，血沉 6mm/h，HLA-B$_{27}$ 阳性。CT 示双侧骶髂关节间隙狭窄并有破坏。

诊断： 强直性脊柱炎（风寒湿痹型）。

治疗： 补肝肾，养气血，祛风散寒，通络止痛。

处方： 1 号尪痹汤 15 剂，水煎服两遍滤药液 300mL，早晚饭后各服 150mL。并告诫患者今后不能再受凉，理疗一天两次。

复诊： 患者服药 15 剂后，无不良反应，饮食、二便正常，腰髋部疼痛明显减轻，走路无须搀扶，腰部活动好转，家长非常高兴，要求继续服药治疗，上方再取 15 剂。

三诊： 服药 1 个月，于同年 7 月 5 日来诊，问其病情如何，答曰，特好，基本不疼，走路好多了，但受凉还感疼痛，饮食、二便正常。按上方再服 15 剂。

四诊： 经过 45 天治疗，病情基本痊愈，腰部活动接近正常，"4"字试验阴性，能跑步。再配强直丸内服，每次 3g，一日 3 次，病愈。

医案 17

张某，男，18 岁，齐河人，2000 年 4 月 20 日初诊。

病史：患者来诊前 2 个月因为受凉发病，初诊时主要表现为腰背部疼痛，并累及两髋部及大腿后侧，受凉加重，两侧髂棘压痛，晨僵。

诊查：青年男性，走路跛行，腰部活动明显受限，脊柱僵硬，"4"字试验阳性，体温 38.0℃，HLA-B_{27} 阳性，血沉 110mm/h。X 线片示骶髂关节间隙模糊不清。

诊断：强直性脊柱炎（湿热郁滞型）。

治法：清热解毒，祛风胜湿，扶正祛邪，通络止痛。

处方：2 号尪痹汤加羚羊角粉 1g（冲服），水煎分服。

连续治疗 3 月余，上述症状基本恢复正常，疼痛解除，功能正常，血沉降至 16mm/h，体温正常，病愈。

医案 18

纪某，男，12 岁，东营人，1999 年 5 月 25 日初诊。

病史：因受凉而致腰骶部疼痛 1 月余，不能弯腰，僵直受限，左臀部疼痛，经治疗无效，来省中医门诊求治。

诊查：弯腰受限，双手离地面约 20cm，双侧骶髂关节压痛，"4"字试验阳性，血常规、血沉正常，HLA-B_{27} 阳性。X 线片示双侧骶髂关节间隙不清，有硬化和破坏。

诊断：强直性脊柱炎（风寒湿痹型）。

治法：补肝肾，养气血，祛风散寒，通络止痛。

处方：因年龄较小，用 1 号尪痹汤半量，15 剂，水煎两遍滤药液 300mL，早晚饭后各服 150mL。

连续治疗 3 个月，病情明显好转，上述症状基本消除，腰部活动正常，腰骶部不痛，后配强直丸内服，每次 3g，每日 3 次，两个月后复查，已完全康复。

医案 19

赵某，13 岁，男，济宁人，2000 年 9 月 28 日初诊。

病史：患者因感受潮湿，引起腰骶部和双膝关节疼痛 3 年余，加重 10 天。目前疼痛较重，夜间痛，晨僵，在当地确诊为强直性脊柱炎，经多方治疗没有明显好转，慕名来省中医求医。

诊查：腰部活动明显受限，僵硬，走路跛行，双膝关节肿胀，伸屈活动受限，"4"字试验阳性。体温 37.5℃，血沉 72mm/h，HLA-B$_{27}$阳性，CT 示骶髂关节模糊不清并有破坏。

诊断：强直性脊柱炎（湿热郁滞型）。

治法：清热解毒，祛风胜湿，扶正祛邪，通络止痛。

处方：选用 2 号尪痹汤半量，取药 15 剂，水煎两遍，滤药液 300mL，早晚饭后 1 小时，各服 150mL，忌食生冷，多休息，注意保暖避寒。

复诊：患者于 10 月 15 日按时来诊，问其病情，腰骶部疼痛减轻，活动幅度明显增大，膝关节肿痛也好转，饮食、二便正常。效不更方，上方再取 15 剂。

三诊：半月后来诊，病好多了，膝关节基本不肿，行走无跛行，腰部活动明显好转，弯腰时双手能触及地面。已去上学，但劳累时还感觉疼痛，家长要求再取药治疗。

四诊：家长特来代述，孩子没有痛的感觉，实在不愿服汤药，改为强直丸内服。

医案 20

徐某，男，19 岁，沂源县人，1999 年 11 月 15 日初诊。

病史：患者两年前夏天因用空调和电风扇而发病，主要表现为骶髂关节疼痛，逐年加重，髋部活动受限，晨僵，腰部僵硬，屈曲活动受限，弯腰双手离地面约 20cm，两年多看过多家医院，效果不明显，来济求医。

诊查：行走跛行，腰背僵硬，"4"字试验阳性，体温正常，血象、血沉正常，HLA-B$_{27}$ 阳性，X 线片见骶髂关节有锯齿样破坏。

诊断：强直性脊柱炎（风寒湿痹型）。

治疗：补肝肾，养气血，祛风散寒，通络止痛。

处方：1 号尪痹汤 15 剂，水煎分服，配合理疗练功等。

复诊：于 12 月 2 日来复查，病情略好转，无不良反应，再以上方取 15 剂，以观后效。

患者连续治疗两个月后病情明显好转，腰髋部疼痛基本消除，再配药丸内服 2 个月，临床治愈。后考上江西财经大学。

医案 21

宋某，男，13 岁，山东齐河晏城人，2000 年 6 月 28 日初诊。

病史： 1999 年 11 月份曾患髋关节滑膜炎，休息理疗 20 天好转。现在走路时腰向前弯曲，跛行，腰部僵硬，活动受限，"4"字试验阳性，治疗半年不见好转，来济求医。

诊查： 腰部活动明显受限，两髋部疼痛，走路跛行，体温 37.0℃，血沉 36mm/h，HLA－B$_{27}$ 阳性。舌红苔黄腻，脉滑数。

诊断： 强直性脊柱炎（湿热郁滞型）。

治疗： 清热解毒，祛风胜湿，扶正祛邪，通络止痛。

处方： 2 号尪痹汤半量，取药 7 剂，水煎，早晚饭后各服 150mL。

复诊： 1 周后来诊，服药无不良反应，饮食、二便正常，上述症状略有减轻，再按上方继服 7 剂，再诊。

三诊： 服药 14 剂，腰髋部疼痛减轻。后经过 1 个半月治疗，脊柱和髋部功能完全恢复正常，血沉降至 17mm/h。

医案 22

王某，男，14 岁，济阳县人，2000 年 7 月 25 日初诊。

病史：当年 5、6 月份因天热下河洗澡受凉，同时又用空调、电风扇，而致腰及髋部疼痛，严重时不能走路，在当地医治不见效果，而来中鲁医院求治。

诊查：行走困难，迈不开步，脊柱活动受限，弯腰时双手离地面约 15cm，除了腰髋部疼痛以外，膝关节、双踝关节、双腕关节均肿痛，活动受限，体温 38.0℃，WBC 升高，血沉 123mm/h，HLA-B$_{27}$ 阳性。

诊断：强直性脊柱炎（湿热郁滞型）。

治法：清热解毒，祛风胜湿，扶正祛邪，通络止痛。

处方：2 号尫痹汤半量。水煎两遍滤液 300mL，早晚饭后 1 小时各服 150mL，同时加服羚羊角粉 1g（冲服）。

来诊多次，多次调方服药达四月余，上述症状完全消失。血沉降至正常。上学跑跳如常人。家长十分感谢，2001 年 4 月 23 日送来照片，表示感谢。

医案 23

黄某，男，16 岁，郓城人，2001 年 7 月 28 日初诊。

病史：患者因感受寒冷及潮湿而致腰髋部疼痛半年余，走路困难，于当地治疗半年余，不见好转，来济求治。

诊查：双侧髋关节疼痛及两侧膝关节肿痛发热，行走困难，不能下蹲，脊柱活动受限，"4"字试验阳性，HLA-B$_{27}$ 阳性，体温 37.5℃，WBC $1.6×10^9$/L，血沉 60mm/h，X

线片示两侧骶髂关节模糊并有破坏。

诊断： 强直性脊柱炎（湿热郁滞型）。

治法： 清热解毒，祛风胜湿，扶正祛邪，通络止痛。

处方： 选用 2 号尪痹汤，水煎两遍滤液 400mL，早晚分服。

经过两个月辨证治疗，患者已完全恢复健康，行走正常，血沉降至 13mm/h。2001 年 10 月 23 日复诊，送来健康照片。

医案 24

师某，男，13 岁，济南泺口人，2000 年 5 月 18 日初诊。

病史： 腰部和两髋疼痛 1 年余，于多家医院诊治不见好转，有低烧，来国医堂医院求诊。

诊查： 腰部活动明显受限，双手离地面约 15cm，两髋部疼痛，下蹲后需有人扶起，"4"字试验阳性，体温 37.8℃，HLA-B$_{27}$阳性，X 线片示双侧骶髂关节间隙狭窄，并有破坏，左侧为重。

诊断： 强直性脊柱炎（湿热郁滞型）。

治法： 清热解毒，祛风胜湿，扶正祛邪，通络止痛。

处方： 2 号尪痹汤半量，水煎早晚分服 150mL，羚羊角粉 1g（冲服）。

随症加减间断治疗 3 月余，显著好转。2000 年 11 月 18 日复查，完全康复。

医案 25

王某，男，11 岁，滕州城关人，1999 年 12 月 5 日初诊。

病史：同年 6、7 两个月，因为天热下河洗澡，晚上吹空调睡觉发病，引起双侧髋关节疼痛 5 月余，腰部亦痛，晨僵。在当地针灸、拔罐等不见好转，特来中鲁医院求治。

诊查：少年男性，行走跛行，腰部活动明显受限，"4"字试验阳性，体温不高，血常规、血沉正常，$HLA-B_{27}$ 阳性。CT 示骶髂关节间隙模糊不清。

诊断：强直性脊柱炎（风寒湿痹型）。

治疗：补肝肾，养气血，祛风散寒，通络止痛。

处方：拟方 1 号尪痹汤半量 15 剂，水煎滤液 300mL，早晚饭后 1 小时各服 150mL，告诫患者今后不能受凉，坚持理疗，休息。

来诊多次，随时辨证加减，服药两个月后，病情好转，并寄来照片留念。

（二）临证备要

1. 对病因病机的认识

外邪内侵是本病的发病诱因，正气亏损是重要的发病内因。

（1）本病主要是先天禀赋不足，后天失养导致肾虚督空，筋脉失濡，再加之外邪入侵致经络闭塞而发病，邪实为标，一切病证均可视为在肝肾亏损、气血虚弱的基础上的不同证候表现。所以我认为，本病发病的重要因素为正气亏损、精血不足，风、寒、湿、热之邪内侵是发病的外在因素。肾为先天之本，肾气充足则骨骼坚强，邪不可侵。先天不足，肾水匮乏，不能濡养督脉；脾失健运，不能运化，故可导致正气亏虚，精血不足，从而可致血虚生风，阳虚生寒，脾虚生湿，六淫之邪则乘虚而入，直中伏脊之脉，气血凝滞、筋骨不利，以致拘痿不用而成本病，或侵犯人体肌腠、经脉、筋骨、关节而发为痹证，即《黄帝内经》言："风寒湿三气杂至，合而为痹也。"通过大量的临床观察发现，几乎所有的强直性脊柱炎患者，均有不同程度的受潮受凉病史，或久居潮湿住所，或过度使用空调电扇，或大汗冷水冲凉，逐渐引发该病。说明风寒湿邪在强直性脊柱炎的发病中起着重要作用。但此病与体内的正气有着重要关系，正如《黄帝内经》云："正气存内，邪不可干。邪之所凑，其气必虚。"

（2）本虚标实是强直性脊柱炎的临床特征，肝肾亏损是其重要的病机转归。强直性脊柱炎发病呈隐匿性，患者多为青少年，由于正气尚未充实，卫阳空虚，肌表不固，外邪易于侵袭，首犯足太阳膀胱经，表现为难以俯仰坐起，可伴有发热等一系列外邪入侵证候。气虚则无力与邪相争，太阳经证未解，内传入里，阻遏气血，闭阻经络，致瘀血痰浊内生，诸邪胶结难祛，流注筋脉骨节，耗伤精血，患者可见低烧不退。病变后期，肝肾亏损日趋明显，可出现"尻以代踵，脊以代头"之状。

综观强直性脊柱炎发病过程及临床特征，以本虚标实为主，肝肾亏损在病机转归中居于重要地位，把握这两点对该病的诊治具有重要价值。

2. 治疗方法

（1）滋补肝肾，益气养血　肝肾亏损，气血虚弱是该病的内在因素，故在治疗时应重视滋补肝肾，益气养血。一者扶助正气，强筋健骨，因为肾藏精主骨生髓，肝藏血主司宗筋，早期应用滋补肝肾之品，可强壮筋骨，减轻本病的早期病理损害，从而补益正气，助机体托毒外出。再者先安内断其传变途径，以防止和减轻并发症。扶正固本，调节机体免疫力。

（2）祛风散寒，活血通络　止痛是治疗该病的重要手段。强直性脊柱炎常因外感风寒湿热之邪而发病。本病起病隐匿，进展缓慢，早期症状不明显，常被忽略，当症状明显时，外邪入侵日久，久病入络，壅遏气血，致瘀血内生，或外邪郁久化热炼液成痰，导致痰瘀互结，进一步阻滞气血运行，造成恶性循环。外邪、痰瘀并阻经脉，久则伤筋害骨，加重病情。所以在方中必加祛风寒湿之药，以祛风散寒，通痹止痛。痰瘀互结，阻滞气血经络者，多选择虫类搜剔之品，以增强活血化瘀之力，防止病情加重。

1号尪痹汤以独活、桑寄生、桂枝、青风藤、络石藤、千年健、老鹳草诸味为君药，主要祛风散寒，舒筋活络，通阳行痹。全蝎、地龙可散经络之瘀，使瘀闭开通，经络通畅；延胡索止痛，葛根为督脉引经药，配白芍、甘草，有很好的解肌止痛作用，合凑为臣。又佐以狗脊、续断、补骨脂以滋补肝肾，强筋壮骨；黄芪、当归、白术、川芎，诸药合用，补益气血；方中又配党参、炒白术以护后天，健脾护胃。甘草调和诸药为使。总观全方，具有补肝肾，养气血，祛风散寒，活血通络止痛的功效。本方具有攻补兼施的作用，既祛邪又不伤正气，临床取得良好效果。

在20世纪90年代，通过动物实验证实1号尪痹汤的疗效机理为：①抗炎镇痛，抑制或修复骨质破坏。②改善微循环与血液流变学指标，消除血液微凝状态。③双向调节免疫功能，维持机体最佳的免疫状态。减轻炎症和组织损伤，使病情趋于稳定，这是其发挥作用的关键所在。

湿热郁滞型为外邪入侵日久郁而化热，以关节肿痛发热为突出症状，患者腰骶部疼痛剧烈、发热，体温一般在37~38℃，周身疼痛不适，膝、踝关节肿痛发热，口干多汗，小便赤，大便不爽，舌质红，苔黄腻，脉弦数，血常规白细胞和淋巴细胞增高，其血沉增快较风寒湿痹型更加明显，有的甚至高达120mm/h以上。治疗应以清热解毒，祛风胜湿，扶正祛邪，通络止痛为主。方用2号尪痹汤，效果较好。该方是在1号尪痹汤的基础上去掉桂枝，加金银花15g，黄柏9g，牡丹皮9g，青蒿15g，知母15g，桑枝15g，以清热解毒，祛除虚热。本证型中的低烧一般为虚热，临床不宜用过凉苦寒的药物，以防损伤正气。一般经过1~2个月的治疗，体温和血沉会下降，疼痛也会明显减轻。临床如有其他症状只需辨证加减治疗即可。

3. 临证时的注意事项

（1）首先诊断要明确，腰背骶部疼痛，晨僵，腰部活动受限，弯腰时双手不能触到地面，脊柱伸直活动受限，"4"字试验阳性，应引起重视，必须进行详细检查，争取早期诊断，早期治疗。但临床有些医生不重视，不愿意亲自检查，多依赖MRI和CT检查，误诊为腰椎间盘突出症或者腰肌劳损，贻误病情。有些患者由于长期服用激素，会导致股骨头坏死。

（2）本病是慢性病，不是几十剂药就能治愈的，一定要给患者说清楚，使患者有心理准备。尽管难治，并不是说治不好，患者要树立战胜疾病的信心，保持乐观情绪。医者一定交代注意事项，争取患者配合治疗。临床有的患者能很快治愈，有的需 1~2 年病情才会有所好转，如果是晚期患者，治疗效果就不佳了。

（3）日常生活应注意调养：①适当休息，严重者卧床。②本病与外邪有一定的关系，告诉患者治疗期间避免感受潮湿和寒冷。夏天不用电风扇和空调，晚秋和冬天注意保暖，必须每天烤电或者睡电热毯，促进血液循环，缓解疼痛。③适当锻炼身体，坚持循序渐进的锻炼，如跑步、体操、做伸腰和弯腰动作。锻炼腰背功能，练习仰卧起坐、俯卧撑，对脊柱功能有好处，通过锻炼，腰骶活动逐渐灵活，树立患者信心。④注意营养，适当多食有营养的食物和蔬菜，以增强体质，提高抗病能力。⑤保持精神愉快开朗，避免情绪低落、沉默寡言，多参加娱乐活动，有益于身心健康。

（4）练功疗法的意义和价值在于避免脊柱出现屈曲畸形，尤其是在脊柱疼痛较明显的急性期、亚急性期，患者多因避痛而使脊柱处于屈曲位，久之脊柱即成屈曲位强直，甚至出现"折刀状"反"U"字形的极度屈曲畸形。因此在患者就诊之初就应强调保持脊柱挺直状态的重要性，并叮嘱家长时时监督纠正。在脊柱已强直后，避免脊柱受伤尤其重要，因为较轻的外力，甚至患者自己都没有感到外力伤害时，脊柱就会发生骨折，并会不断受到应力作用而出现骨吸收，所以患者要时刻注意动作轻柔，不能搬举重物，更需避免摔倒跌伤。

四、股骨头缺血性坏死

骨坏死疾病，中医称为"骨蚀"，属骨痹范围。《灵枢·刺节真邪》云："虚邪之入于身也深，寒与热相搏，久留而内著，寒胜其热，则骨疼肉枯；热胜其寒，则烂肉腐肌为脓，内伤骨，内伤骨为骨蚀。"《素问·长刺节论》云："病在骨，骨重不可举，骨髓酸痛，寒气至，名曰骨痹。"骨缺血性坏死是常见病，疑难病，病程漫长，治疗困难，目前还没有简单的方法治愈该病。

（一）医案

医案 1

赵某，男，45 岁，济南柳埠人，于 1995 年 6 月 13 日就诊。

病史：就诊前，右髋关节疼痛 1 月余，病情较重，不能走路，夜间影响入睡，被人搀扶来门诊就诊，追问病史，患者有每天1斤的大量饮酒史10余年。

诊查： 患者身材高大，体重180斤，走路困难，右侧"4"字试验阳性，不能盘腿，腰部不痛。CT诊查发现右侧股骨头软骨下有新月征，股骨头高度正常。

诊断： 右侧股骨头缺血性坏死（早期）。

治法： 补肝肾，强筋骨，养气血，活血化瘀，通络止痛。

处方： 骨蚀汤去熟地黄、巴戟天、杜仲，加赤芍15g，木香6g，穿山甲6g，7剂，水煎两遍，滤药液400mL，早晚饭后分服。

复诊： 7天后复诊，服药后疼痛减轻，病有好转，无副作用，效不更方，继服15剂。

三诊： 患者于7月7日来诊，髋部疼痛又轻了，走路不用搀扶，但跛行，饮食、二便正常，继服15剂。

四诊： 病情稳定，无特殊变化，再服药15剂。该患者按此方继服1年余，症状消失，走路正常，无跛行，能爬山不感疼痛，经拍片复查，坏死区无扩大，股骨头高度正常，未出现塌陷。为了巩固疗效，配水丸内服达1年之久，10年后复查病愈。

按： 本病是慢性难治之症，需长期服药，否则难以治愈。此患者为壮年男性，所以方中减去部分补肝肾之品，重点以活血化瘀，祛瘀生新为主。所以临床应随症加减，因人而治。

医案2

夏某，男，62岁，济南人，2008年7月20日就诊。

病史：患者3年前曾因他病用过1个月激素，半年前感左髋部疼痛，走路困难，他院MR检查确诊为左侧股骨头缺血性坏死，治疗无效来国医堂就诊。

诊查：自述左髋部疼痛，并伴有左大腿前外侧放射痛至膝关节，下蹲受限，"4"字试验阳性，血压略高，饮食、二便正常。MR片显示左股骨头有软骨下囊性改变。舌苔正常，脉弦。

诊断：左侧股骨头缺血性坏死（激素性，中期）。

治法：补肝肾，强筋骨，养气血，活血化瘀，通络止痛。

处方：骨蚀汤7剂，水煎服，日1剂。

二诊：服药平妥，无副作用，继服7剂观察。

三诊：服药14剂，8月6日来诊，问其如何，答曰髋部疼痛略轻，别无异常，上药继服7剂，以后连续服药半年后，行走疼痛消失，左大腿前外侧放射痛消失，拍片示坏死区没有发展扩大。患者身体强壮，舌色红润，饮食、二便正常，间断服药达 1 年之久，病情稳定，X 线片显示股骨头负重区略有塌陷，但无症状。患者满意，后期患者要求服骨康宁丸以巩固疗效。

该病例属坏死中期，就诊及时，服药量足，所以效果满意。临床上凡是早中期患者治疗效果均较满意。

医案 3

邵某，男，32 岁，济南人，1993 年 11 月 27 日初诊。

病史： 1992 年 4 月因病服磺胺甲唑过敏，每天服地塞米松 5mg，连服 1 个月，1 年后出现双侧髋关节疼痛，门诊求医。

诊查： 走路跛行，两髋部疼痛，"4"字试验阳性，饮食、二便正常，舌苔正常，脉弦紧。X 线片显示两侧股骨头密度不均，有轻度囊性变，但其高度正常，未见明显塌陷。

诊断： 双侧股骨头缺血性坏死（激素性，中期）。

治法： 补肝肾，强筋骨，养气血，活血化瘀，通络止痛。

处方：

当归 15g	川芎 9g	桂枝 9g	熟地黄 15g
葛根 15g	白芍 15g	全蝎 6g	地龙 6g
丹参 15g	川牛膝 9g	生黄芪 15g	补骨脂 9g

骨碎补 15g　　菟丝子 15g　　木香 6g　　　甘草 6g

7 剂，水煎两遍滤药液 400mL，早晚饭后分服。并戒掉烟酒，注意休息，双侧腹股沟处热敷，日两次，每次 1 小时。

复诊：7 日后复诊，服药后疼痛缓解，跛行减轻，饮食、二便正常，再按上方加炒白术 15g，继服 15 剂。

三诊：12 月 19 日来诊，疼痛更轻，跛行不明显。上方加炮山甲 6g，钩藤 15g，水煎服。

患者连续服药 11 个月后，双髋关节基本不痛。1995 年 5 月 15 日复查，查体略有跛行，髋部不痛，X 线片示左侧股骨头密度略高，塌陷 5mm，右侧基本恢复正常。

医案 4

刘某，男，33 岁，山东莘县人，于 2005 年 6 月 5 日初诊。

病史：患者有大量饮酒史，每天 1 斤，持续 10 年余，出现双侧髋部疼痛、跛行 1 年余，来门诊就诊。

诊查：双髋部疼痛 1 年余，患肢疼痛跛行，直腿抬高试验阴性，"4"字试验阳性，X 线片示双侧股骨头负重区略有塌陷，密度不均，高度下降。饮食、二便正常，舌淡苔白，脉弦。

诊断：双侧股骨头缺血性坏死（酒精性，中期）。

治法：补肝肾，强筋骨，养气血，活血化瘀，通络止痛。

处方：骨蚀汤去熟地黄、杜仲，加赤芍 15g，15 剂，水煎服，每日 1 剂，嘱保暖，骑自行车逐步练习髋部功能。

二诊：患者于 6 月 21 日来复诊，自述服药后疼痛减轻，无副作用，再取药 15 剂。

三诊：服药 1 个月疼痛减轻，跛行好转，感到下肢有力气了，髋部活动灵活，饮食、二便正常，要求取药 30 剂。

四诊：病情逐渐好转，精神振奋，面色红润，服药 15 剂。

患者连续服药 10 个月后来复查，髋部不痛，行走接近正常，"4"字试验阳性，拍片检查，与原始片比较，无明显发展，能参加工作。原方配成药丸内服，每日三次，每次 5g。共服药 6 个月，信访不痛，能正常上班。

医案 5

姜某，男，49 岁，济南人，于 2003 年 6 月 15 日初诊。

病史：左侧髋部疼痛，功能障碍，走路困难 3 个月，有大量饮酒史 15 年。

诊查：跛行，左髋部活动受限，"4"字试验阳性，X线片示左侧股骨头坏死，负重区密度增高，轻度塌陷。血脂高，肝功能正常。B超示脂肪肝。舌苔正常，脉弦。

诊断：左侧股骨头缺血性坏死（酒精性，中期）。

治法：补肝肾，强筋骨，养气血，活血化瘀，通络止痛。

处方：骨蚀汤7剂，水煎，滤药液400mL，分二次早晚分服。

二诊：服药7剂平妥，无副作用，原方继服15剂。

三诊：7月8日来诊，患者感到疼痛减轻，但有恶心，食欲稍差。原方加陈皮9g，姜半夏6g，鸡内金10g，再服15剂。

四诊：服药后恶心消失，饮食正常，症状也逐渐减轻，上药继服。

后患者连续服药7个月。于2005年6月25日复查，疼痛和跛行均愈，X线片示股骨头与原始片比较并无发展，而且有修复，患者感到很满意。嘱今后忌烟酒，骑自行车代步，减少行走负重，保暖理疗。

医案6

王某，女，58岁，山东东平人，2011年6月10日初诊。

病史：5年前因患皮肤过敏，痒并有红斑，连服泼尼松1个月，皮肤病治愈。两年后感到右侧髋部疼痛，走路痛且跛行，服药多种不见效果，遂求医于我。

诊查： 走路跛行，下蹲困难，不能工作，直腿抬高试验阴性，右腿"4"字试验阳性，右髋周围压痛，CT 检查和 X 线片均示右侧股骨头坏死，略有塌陷。

诊断： 右侧股骨头缺血性坏死（激素性，中期）。

治法： 补肝肾，强筋骨，养气血，活血化瘀，通络止痛。

处方： 骨蚀汤 15 剂，水煎 2 遍，滤药液 400mL，早晚饭后分服。

复诊： 半月后复诊，服药后效果好，右髋部疼痛减轻，饮食、二便正常，效不更方，再按原方取药 30 剂。

三诊： 7 月 25 日来诊，服药 45 剂后病情好转，走路跛行减轻，拍片与原片比较无变化，饮食、二便正常，原方继服 30 剂。

患者经过 1 年治疗明显好转，但仍有跛行，能操持家务，经 10 年随访病情没有发展。

医案 7

邢某，女，50 岁，济南人，于 2004 年 9 月 3 日初诊。

病史： 患者 1 年前因患皮肤病服用泼尼松 40 天，现感双髋关节疼痛，走路跛行，不能盘腿，不能上班，来院求医。

诊查：走路跛行，自述双侧腹股沟处疼痛，并向下放射至膝内侧，"4"字试验阳性，MR 检查示双侧股骨头坏死，X 线片示股骨头负重区密度增高，有囊性改变。实验室检查肝肾功能正常，胆固醇、甘油三酯偏高，血常规正常。

诊断：双侧股骨头缺血性坏死（激素性，中期）。

治法：补肝肾，强筋骨，养气血，活血化瘀，通络止痛。

处方：骨蚀汤 7 剂，水煎服。

二诊：服药后没有改变，也无不良反应，原方继服 15 剂。

三诊：服药 21 剂自觉髋部疼痛减轻，走路较前轻快，饮食、二便正常。患者对治疗很有信心。

连续服药 1 年余，病情逐步好转，走五里路不感到痛，但略有跛行，能参加一般工作。以后配骨康宁丸内服 1 年，再复查见股骨头有 2mm 塌陷，但较圆滑，功能正常，患者感到满意。

医案 8

张某，男，42 岁，泰安人，2014 年 11 月 5 日就诊。

病史：双侧髋部疼痛 1 年余，3 年前有使用激素史。患者扶双拐行走跛行，1 年来在济南各医院就诊，有的建议手术治疗，患者拒绝手术，来院求医。

诊查：扶拐来诊，疼痛较重，双髋关节活动受限，上床都困难。X线、CT检查示双侧股骨头坏死，负重区有少许塌陷（呈台阶状）。"4"字试验明显阳性，略有贫血貌，纳呆，大便溏，舌淡苔薄白，脉弦细。

诊断：双侧股骨头缺血性坏死（激素性，中期）。

治法：补肝肾，强筋骨，养气血，活血化瘀，通络止痛。

处方：骨蚀汤生黄芪改30g，加龙眼肉12g，砂仁6g，生姜3片，大枣3枚，15剂，水煎400mL，早晚饭后分服。

二诊：服药15剂有效果，精神好转，饮食增加，大便恢复正常，脉和缓，上方再服15剂。

三诊：疼痛减轻，饮食、二便正常。

以后患者来诊多次，服中药13个月，配水丸内服1年余。2015年12月来复查，髋部疼痛消失，能弃拐行走2.5km，X线检查双侧股骨头没有继续塌陷，并有修复。

医案9

何某，男，36岁，济南人，1996年5月26日初诊。

病史：左侧髋部疼痛，跛行半年余，有大量饮酒史15年，每天约1斤，他院已确诊为股骨头缺血性坏死，来门诊求治。

诊查：走路跛行，左髋疼痛，不能盘腿，阅其 X 线片和 CT 片，均见左侧股骨头负重区有密度增高不均和囊性改变。

诊断：左侧股骨头缺血性坏死（酒精性，中期）。

治法：补肝肾，强筋骨，养气血，活血化瘀，通络止痛。

处方：骨蚀汤去熟地黄、狗脊，加赤芍 12g，三七粉 3g（冲服），15 剂，水煎 400mL，分早晚两次饭后服用。

二诊后服药平妥，饮食、二便正常，再服 15 剂，患者逐步感到疼痛减轻，经过 5 个月治疗，髋部基本不痛了，走路仍有轻度跛行，下蹲正常，拍片复查坏死区没有发展。以后将原方配成水丸，每次 5g，每日 3 次，连服半年，告诫患者一定要忌烟酒，保暖避寒，坚持理疗，以自行车代步。

医案 10

刘某，男，37 岁，济南人，1996 年 10 月 16 日初诊。

病史：患者 1994 年 5 月因患过敏性紫癜应用激素 2 个月，2 年后出现双髋部疼痛，逐渐加重，需扶拐行走，来门诊求治。

诊查：疼痛面容，扶拐来诊，双腿不能外展，上床困难，阅 X 线片、CT 示双侧股骨头坏死，并有轻度塌陷，舌苔脉象正常。

诊断：双侧股骨头缺血性坏死（激素性，中期）。

治法：补肝肾，强筋骨，养气血，活血化瘀，通络止痛。

处方：骨蚀汤 15 剂，水煎服，日 1 剂。

经过多次诊治共服药 350 余剂，髋部疼痛消失，走路微有跛行，X 线片示股骨头已修复，效果满意。

医案 11

徐某，男，51 岁，1999 年 10 月 21 日初诊。

病史：患者饮酒史 20 年，每天约 8 两，继发双侧股骨头坏死，疼痛明显，行走困难，来中鲁医院求治。

诊查：走路跛行，昼夜疼痛，"4"字试验阳性，X 线片示双侧股骨头均坏死，达中期，查血常规及肝肾功能正常。

诊断：双侧股骨头缺血性坏死（酒精性，中期）。

处方：骨蚀汤加三七粉 3g（冲服）。

经过 1 年半的治疗，患者髋部疼痛消失，唯略有轻度跛行，功能恢复正常。

医案 12

徐某，女，50 岁，济南莱芜人，2004 年 9 月 2 日初诊。

病史：2003 年因为发烧应用地塞米松 1 周，半年后感到双侧髋部疼痛，走路多了和受凉后加重，来中鲁医院治疗。

诊查：行走基本正常，"4"字试验阳性，X线片示双侧股骨头均有"新月征"，CT显示股骨头坏死。

诊断：双侧股骨头缺血性坏死（激素性，早期）。

治法：补肝肾，强筋骨，养气血，活血化瘀，通络止痛。

处方：骨蚀汤30剂，水煎服，日1剂。嘱患者注意休息，理疗，保暖，自己保养。

二次复诊，服药30剂感到髋部疼痛减轻，能盘腿，跛行不明显，饮食、二便正常。经过1年2个月治疗，X线片检查双侧股骨头高度略下降，髋关节无疼痛，功能正常，恢复正常工作。

按：病属早期治疗较容易，效果满意，但骨股头缺血性坏死是疑难病，保守治疗很难阻止病程发展，内服中药能改变全身及局部血液循环，促进骨细胞再生，增加身体免疫能力，确有补肝肾养气血作用，一般患者服药后消化功能正常，很少有感冒发生。病情发展至晚期则治疗困难。

医案 13

张某，男，34岁，平原县人，于2010年5月6日就诊。

病史：患者有饮酒史10余年，每天八两，引起左髋部疼痛，不能工作，来门诊就医。

诊查：走路跛行，不能盘腿，查肝肾功能正常，甘油三酯高于正常，血象正常，血沉略高，X线片示左侧股骨头负重区塌陷累及股骨颈，饮食、二便可，舌苔正常，脉弦。

诊断：左侧股骨头缺血性坏死（酒精性，中期）。

治法：补肝肾，强筋骨，养气血，活血化瘀，通络止痛。

处方：骨蚀汤，水煎服3个月，嘱患者忌烟酒，左髋部理疗，保暖避风寒，以自行车代步。

2011年6月2日复查，患者竟奇迹般痊愈，功能恢复正常，走路不痛，X线片已看不出有坏死征象。

医案 14

孙某，男，45岁，济南人，2009年8月29日初诊。

病史：济南某厂营销员，饮酒20年，每日半斤余，引起右侧髋部疼痛较重，影响休息，走路困难，因病不能工作半年，来诊。

诊查与治疗：行走疼痛跛行，上床困难，不能盘腿，MR示右侧股骨头坏死，实验室检查肝功能不正常，谷草转氨酶和谷丙转氨酶均升高1倍。经肝病科诊治2个月后转氨酶恢复正常，开始内服骨蚀汤治疗骨坏死。经过8个月治疗走路不痛了，股骨头囊性变亦有恢复，患者满意，又配中药丸内服半年余痊愈，告知患者注意事项以防复发。

医案 15

褚某，男，40 岁，平原县人，2011 年 8 月 3 日初诊。

病史： 患者 2010 年 6 月不明原因突发右侧髋关节疼痛，逐渐加重，行走困难，不能工作，经多医院治疗不见效果。病史达 1 年之久，痛苦至极，实在难忍，慕名求医。

诊查： 走路跛行，扶单拐行走，上床检查困难，需人搀扶，右髋活动受限，X 线片及 MR 检查均显示右侧股骨头坏死，已发展至中晚期。

诊断： 右侧股骨头缺血性坏死（特发性，中晚期）。

治法： 补肝肾，强筋骨，养气血，活血化瘀，通络止痛。

处方： 患者拒绝手术，只求服中药保守治疗，连续服用骨蚀汤达 2 年之久，并配合理疗、骑自行车，逐步练习髋部功能。

经过治疗后，患者疼痛逐步减轻，弃拐行走不痛，拍片示股骨头坏死没有修复，虽然股骨头小，但较光滑，保留正常关节间隙，髋关节活动灵活。

按： 本病例经治好转不痛，归功于患者有毅力坚持锻炼。练习髋部功能也很重要，骑自行车的目的是以髋臼磨擦股骨头，使其光滑，活动灵活，对功能恢复十分有好处。

医案 16

周某，男，65 岁，仲宫人，2001 年 3 月 21 日就诊。

病史： 左髋疼痛，功能活动明显受限两年半。既往饮酒每天半斤，约 30 年。

诊查： 自述左髋部疼痛，走路跛行，查血生化、肝肾功能正常，甘油三酯升高，血压 150/85mmHg，"4"字试验阳性。X 线片、CT 示左侧股骨头坏死并有塌陷。

诊断： 左侧股骨头缺血性坏死（酒精性，中期）。

治法： 补肝肾，强筋骨，养气血，活血化瘀，通络止痛。

处方： 患者不同意手术，内服骨蚀汤，忌烟酒，休息，理疗等。

经过 1 年 5 个月的治疗，病情逐步好转，疼痛、跛行也随之减轻，最后不痛了，但仍遗留跛行，能下地干活。患者及家属满意。

医案 17

王某，51 岁，青州人。2012 年 7 月 21 日初诊。

病史： 有饮酒史 20 年，双侧股骨头坏死，疼痛，站立困难，经多方治疗不见好转，潍坊某医院建议手术治疗，患者拒绝，来济南国医堂求医。

诊查：疼痛跛行，"4"字试验阳性，CT 示双侧股骨头坏死，已至中晚期，查血生化，谷丙转氨酶和谷草转氨酶高出 1 倍，暂不能服中药，请肝病科会诊住院治疗，肝功正常后再诊。舌苔腻，脉弦。

治法：补肝肾，强筋骨，养气血，活血化瘀，通络止痛。

处方：拟方骨蚀汤，水煎服，并告知注意事项。

经治疗 1 年余病情好转，疼痛明显减轻，能做门卫工作。以后配中药内服 1 年。未来再诊。于 2014 年因髋部疼痛又来求治，问其病史，自己以为病愈又开始饮酒 1 年余，查肝功能不正常，肝病科治疗好转后，治疗股骨头坏死。因为饮食欠佳，故配水丸内服 1 年，家属带来 X 线片，股骨头坏死虽然较重，但残头光圆，行走无疼痛，能做轻体力工作。

按：因大量饮酒引起的股骨头缺血性坏死临床较为常见，为该病主要原因。不但引起股骨头坏死，还能引起肝脏损伤，肝功能异常，脂肪肝等，重者易引发肝癌，应引起患者高度重视。

医案 18

陈某，男，55 岁，柳埠人，1998 年 12 月 5 日初诊。

病史：两髋部疼痛多年，经多家医院久治无效，来中鲁医院求治。既往饮酒达 30 年。

诊查：行走跛行且痛，双下肢迈不开步，髋关节活动功能明显受限，阅 X 线片和 MR 示双侧股骨头坏死较重，股骨头基本吸收，已至晚期。查血常规、肝肾功能正常，B 超检查显示有脂肪肝，舌赤苔腻，脉弦。

诊断：双侧股骨头缺血性坏死（酒精性，晚期）。

治法：补肝肾，强筋骨，养气血，活血化瘀，通络止痛。

处方：骨蚀汤内服。

患者拒绝关节置换，要求中医保守治疗，处方骨蚀汤内服，并配合理疗、保暖，练习骑自行车活动。连续服药达 2 年之久，疼痛明显减轻，行走灵活，又配水丸内服 2 年，行走形态不好看，但不痛，能野外活动。经过 5 年治疗，患者较为满意。

医案 19

陈某，男，45 岁，冠县人，2001 年 5 月 30 日初诊。

病史：双髋关节疼痛跛行 3 年，基本上每天饮酒达 20 年，去北京大医院求治，均劝其行髋关节置换手术，患者拒绝，慕名来济求医。

诊查：走路痛，跛行，"4"字试验阳性，阅 X 线片显示双侧股骨头大部分坏死吸收，残端不圆滑，血脂高，肝功能正常，饮食、二便正常，脉平和。

诊断：双侧股骨头缺血性坏死（酒精性，晚期）。

治法：补肝肾，强筋骨，养气血，活血化瘀，通络止痛。

处方：内服骨蚀汤。

患者拒绝手术治疗，要求中医治疗，内服骨蚀汤长达 2 年之久，后又配骨康宁丸内服达 3 年，配合练习骑自行车、理疗保暖等。经过 5 年治疗，患者髋部不痛，行走正常，南跑北奔又做起生意。最后复查双侧股骨头很小，但较圆滑，相当于小头戴了一个大帽子，"4"字试验不明显。患者十分满意，后介绍许多患者来诊。

医案 20

窦某，男，41 岁，莘县人，2010 年 11 月 27 日初诊。

病史：患者有饮酒史约 20 年，每天七八两，引起双侧髋部疼痛达 3 年之久。多家医院治疗无效，有的劝其手术治疗，患者不同意，来中鲁医院求医。

诊查：走路跛行，迈不开步，髋部活动明显受限，双髋不能外展、下蹲。甘油三酯升高，其他均正常。X 线片、CT 显示双侧股骨头大部吸收，只留了一点似蘑菇头样股骨头残端，且不圆滑。

诊断：双侧股骨头缺血性坏死（酒精性，晚期）。

治法：补肝肾，强筋骨，养气血，活血化瘀，通络止痛。

处方：骨蚀汤加三七粉 3g（冲服）。

动员其手术治疗，患者拒绝，要求保守治疗。开始服用骨蚀汤加三七粉 3g（冲服），同时配合练习自行车运动，理疗休息，并忌烟酒等。经过长达 4 年的治疗，髋部功能和疼痛逐步好转，走路虽有跛行，但不痛了，后来配水丸内服 2 年。经拍片复查，残头光滑，患者非常知足，认为比手术效果好。

按：以上 3 例均为晚期，股骨头虽大部破坏吸收，也不一定非得手术治疗。经过上述长期治疗，疼痛解除，股骨头残端变得光滑，功能逐步得到恢复，患者满意。本病治疗关键在于患者能否坚持，当然不是所有晚期患者都能达到这种程度，临床也有疗效不佳者，最后需手术治疗。

医案 21

李某，男，47 岁，仲宫人，2001 年 5 月 3 日初诊。

病史：患者嗜酒长达 20 余年，因饮酒过量而致右侧股骨头坏死，疼痛跛行不能工作，于中鲁医院求医。

诊查：跛行，疼痛，"4"字试验阳性，甘油三酯升高，有脂肪肝，X 线片和 MR 显示右侧股骨头坏死塌陷。饮食、二便正常，舌淡红苔薄白，脉弦。

诊断：右侧股骨头缺血性坏死（酒精性，中期）。

处方：内服骨蚀汤。

患者拒绝手术，要求保守治疗，内服骨蚀汤，休息，理疗，练习自行车运动。经治 3 年病情明显好转，走路正常，"4"字试验阳性，患者较为满意。以后又配中药丸内服达 2 年，X 线片检查示股骨头坏死没有发展。10 年后又因嗜酒和劳累诱发右髋部疼痛，X 线片检查示坏死发展，形如鸭舌帽状，疼痛较重，跛行。要求再保守治疗，经过半年余治疗效果不明显，实在痛苦，被迫行髋关节置换手术治疗。

按：股骨头坏死是疑难病，根据中医理论早期治疗效果较好，中晚期者也可缓解病情，虽可好转，但关键是告诫患者自我保健，如戒烟酒，注意休息，防寒冷，保暖理疗等。该患者认为自己病已完全好了，又开始饮酒，劳累等，而致病情加重，最终手术治疗。这种情况临床不少见，希望患者能引起重视。

（二）临证备要

1. 病因病机

（1）先天不足，肝肾亏损　"肝气衰则筋不能动。"肝气郁结，影响于脾，脾失健运，气血生化不足而不能濡养筋骨。肾水不能滋养肝木，则筋痿不用，肝郁阴虚，又可导致气血运行不畅，形成血瘀，气血运行受阻，营养物质不能滋养各部脏腑筋骨，营养乏源，最终可导致骨坏死。肾藏精，主骨生髓，滋养骨骼，精足则髓亦足，髓足则骨强。肾精亏虚，则骨髓生化乏源，骨骼失养必致骨坏死。如果年老体虚，劳累过度，或久病气血亏损，可致肾精肝血亏耗，筋骨失其濡养而易致骨痿坏死。

（2）气滞血瘀　是骨坏死的重要因素，多见于久病体弱、气血不足者。骨缺血坏死是一种慢性病变，病程较长，久病必瘀。本病临床表现为髋部疼痛或伴有下肢放射痛，疼痛持久，休息后可减轻，主要病理为气滞血瘀、气血经络受阻。

（3）劳伤　《诸病源候论》云：“血之在身，随气而行，常无停积，若因跌落损伤，则血行失度，随伤损之处，即停积。”外伤跌仆坠落等，一者致股骨颈骨折，骨折后，可致股骨头供血血管损伤，或者挤压，造成血供障碍；二者可造成血行失度，血不循经，瘀而不通，气血瘀滞发为骨痹。慢性劳伤，损伤气血筋骨。《黄帝内经》云：“五劳所伤，久视伤血，久卧伤气，久坐伤肉，久立伤骨，久行伤筋。”过度劳倦能引起气血筋骨损伤，髋关节积累性外伤、负重过度也可造成坏死。特别是儿童股骨头软骨炎，就是因为跑跳劳累后造成的。

（4）感受风寒湿之邪　外感风寒湿之邪，久治不愈，客于经络筋骨之间，必能造成气血瘀闭不通，致股骨头周围血供障碍。再加上外伤使瘀滞加重，日久致股骨头坏死。

（5）激素因素　长期大量使用激素可使骨胶原合成减慢，刺激破骨细胞活性增加，骨吸收增加，骨质疏松，骨小梁纤细或消失，所以易发生微骨折，受累骨由于积累性外力而发生塌陷，最终导致骨坏死。激素能使血液黏稠形成血栓，阻滞微小动静脉发生栓塞导致供血不足，可以引起脂代谢紊乱，出现高脂血症，骨细胞内脂肪堆积，而致骨细胞坏死。

（6）酒精中毒　股骨头坏死与长期大量饮酒有明确关系，长期饮酒后可导致肝脏损害，胆固醇和甘油三酯升高，脂肪栓子进入血液，滞留软骨下血管内，引起骨坏死。大量饮酒者，血中游离脂肪酸升高，可引起局部血管炎，导致骨内血管闭塞。酒精中毒也可导致骨质疏松，造成负重关节塌陷坏死。

本病病机可以概括为肝肾亏虚，气血不足，气血瘀滞，经脉痹阻，属本虚标实之证。

2. 治疗

（1）治疗原则　补肝肾，强筋骨，养气血，活血化瘀，通络止痛。

（2）方药　经过 30 余年临床研究，创立了骨蚀汤。

当归 15g	川芎 9g	桂枝 9g	丹参 15g
川牛膝 9g	鸡血藤 15g	穿山龙 15g	葛根 15g
炒白芍 15g	全蝎 5g	地龙 6g	白芥子 6g
延胡索 9g	熟地黄 15g	狗脊 15g	淫羊藿 15g
杜仲 12g	骨碎补 15g	生黄芪 20g	党参 15g
炒白术 15g	茯苓 15g	甘草 6g	巴戟天 15g
炮山甲 6g^(冲服)	鹿角胶 5g^(烊化)		

方中用当归、川芎、桂枝、丹参、牛膝、鸡血藤、穿山龙重在活血化瘀，兼以养血，既通又补；本病临床表现主要为疼痛，所以又用葛根、白芍、甘草缓解肌肉、血管、神经痉挛而止痛；全蝎、地龙、穿山甲可以通经活络，使药力深达筋骨经络；久病必痰瘀，又加白芥子，以祛经络之痰，为此瘀闭已通，气血通达；延胡索为理气止痛要药。本病早期为实，中后期表现为肝肾亏损，气血不足之征象。从临床来看，早期就诊者少，中晚期看病者多，所以在治疗中，用熟地黄、狗脊、淫羊藿、杜仲、骨碎补、巴戟天、鹿角胶以补肝肾强筋骨，既补先天滋补肝肾，又顾后天补脾养胃，所以在方中又加以党参、白术、茯苓、黄芪补脾胃，以防后天衰败，使气血充足，精气化源，才能使气血疏通，达到骨生髓长的目的。

总观全方，既能活血化瘀，又补气养血，滋补肝肾，且养后天，使肝肾得充，筋骨得养，且有气血生化之来源，既能治疗骨坏死，又能增强身体免疫能力。因此长期服用，既不伤正气，又能强壮身体，是治疗骨坏死的良方妙药。

3. 注意事项

（1）休息　患者休息很重要，休息后避免股骨头负重受压，有利于血液循环。不能过度负重，晚期患者可以骑自行车，增加髋关节活动，使不圆滑的股骨头得以磨擦，以适应于髋臼形态，既不负重又可增加局部微循环，对髋部功能有一定好处。

（2）避免受凉　全身受寒或局部受凉对股骨头坏死有害，临床有的患者一受凉就会引起髋部疼痛加重，对寒湿较为敏感。其身体受寒后，髋部血管则收缩痉挛，必然造成血流量减少，再者受凉使肌肉痉挛，疼痛加重。

（3）保暖或理疗　天气变冷，随时增添衣服，特别是髋部最好每天烤电 2~3 次，每次 1 小时左右（用冬天取暖的小太阳即可），冬天睡电热毯之类。其目的是增加局部温度，使血流速加快，灌注量增加，有利于股骨头坏死的修复。大多数患者只要保暖、烤电、理疗后，疼痛也会减轻。

（4）扶拐　能减轻股骨头负重，单侧痛可用单拐，双侧痛用双拐，直到病愈为止。

（5）调节饮食，增加营养 营养充足，气血才能有化生来源，如身体消瘦，并伴有其他慢性消耗病，骨坏死则难以治疗。多食富有蛋白质、维生素的食品，平时多食用一些富有胶原蛋白的食物，如海参、甲鱼汤、鲫鱼汤、猪蹄之类食品，补充体内胶原蛋白，对骨的再生有一定益处。另外还要适当补充钙或含钙食物，如奶、鸡蛋、骨头汤之类。

（6）坚持服中药 实践证实本方对骨坏死有较好的效果，水煎剂并不难喝，味甘而微辛，有的患者连服4年之久，有的以药代茶，而不伤正气。

五、骨髓水肿

骨髓水肿是以骨基质水肿，纤维组织增生，炎性细胞浸润为主要病理表现的一种征象，其主要由病变组织血管增多，灌注过度，水的外渗作用等造成。它是一个基本的共同病理现象，是非特异性的，在许多疾病的骨髓位置上均可见到，如感染、应力骨折、一过性骨质疏松、肿瘤等，但病因尚不明确。

医案

医案1

王某，女，20岁，大学生，2015年11月5日初诊。

病史：当年9月份入学，参加军训半个月，出现右髋部疼痛，不能行走，经过治疗不见好转，来国医堂求医。

诊查：自述右髋部痛2个月，不敢走路，髋部活动明显受限，同时伴有低烧，体温37℃，血沉90mm/h，MR示右侧股骨颈骨髓水肿，累及基底部，范围较大。

诊断：气血瘀滞，经络不通。

处方：活血消肿汤。

当归 15g	川芎 9g	桑枝 15g	丹参 15g
茯苓 12g	川牛膝 9g	全蝎 5g	地龙 6g
生黄芪 20g	延胡索 9g	络石藤 15g	路路通 15g
车前草 15g	木香 6g	萹蓄 15g	党参 15g
金银花 15g	蒲公英 15g	甘草 6g	

水煎两次，滤药液400mL，早晚饭后分服，连服2个月（60剂）。后体温下降正常，血沉15mm/h，髋部不痛，但劳累时有感觉，上药改为中药丸内服。

医案2

邢某，男，52岁，长清人，2013年5月22日初诊。

病史：3个月前被羊撞伤左髋部，当即痛，走路跛行，当时穿的棉裤，没有皮肤外伤。外涂药，内服止痛药能减轻，但仍感髋部疼痛，不能上山放羊，在家休息。2个月后来省中医门诊求诊。

诊查：行走跛行，无肿胀，左髋部疼痛，"4"字试验阳性，MR 检查示左股骨颈骨髓水肿，波及全颈，但股骨头信号正常。

处方：活血消肿汤，水煎 2 遍，取药液 400mL，早晚饭后服用。口服止痛药新迈泰每次 1 粒，1 天 1 次，休息，理疗。

连服 3 个月，病情好转，疼痛减轻，走路稍微痛，又服中药丸剂 2 个月，患者康复。

六、骨质疏松症

本病临床多见于老年人和绝经后妇女。中医学认为该病主要为肝肾亏损和脾胃虚弱所致，所以应以滋补肝肾，强壮筋骨，补脾健胃为主要治疗原则，常用自拟坚骨方治疗，取得良好效果。

（一）医案

医案 1

孙某，女，67 岁，菏泽人，2004 年 7 月 20 日初诊。

病史：腰背疼痛 5 年余，长期从事农活和家务劳动，逐步出现腰背疼痛，有时牵扯小腹部痛，不能继续干活，补钙效果不大，特来就诊。

诊查: 患者身体较瘦,有驼背畸形,胸、腰椎叩痛,X线片显示 11、12 胸椎和 1、2 腰椎均有压缩骨折,楔形改变,骨小梁稀疏,骨密度检查骨质疏松,舌淡苔薄白,脉弦。

诊断: 骨质疏松症(肝肾亏虚型)。

治法: 补肝肾,强筋骨,健脾养胃。

处方: 坚骨方。

熟地黄 15g	当归 15g	黄芪 20g	枸杞子 15g
菟丝子 15g	续断 15g	淫羊藿 15g	地龙 6g
桂枝 9g	牛膝 9g	白芍 12g	骨碎补 15g
延胡索 9g	党参 15g	炒白术 15g	茯苓 15g
陈皮 9g	甘草 6g	鹿角胶 6g^(烊化)	

15 剂,水煎两遍,取药液 400mL,早晚饭后分服。同时嘱其适当运动,多晒太阳,理疗。

二诊: 因为路远不能乘车颠簸,老伴来诊代述。服药后症状缓解,疼痛减轻,饮食略增,二便正常,别无不良反应。原方加砂仁 6g,继服 15 剂。

患者经过半年的治疗,上述症状逐步缓解。腰背痛减轻,小腹部窜痛已愈。再以上方配成水丸,日服 3 次,每次 4g。又服半年后,感到周身有力,能干农活了。

医案 2

侯某,女,60 岁,淄川人,2000 年 9 月 20 日初诊。

病史：因外伤后卧床 1 年余，不能独自下床行走，腰痛无力，下肢不麻不痛，去当地医院诊治效果不明显。家属带检查结果来济求医。

诊查：家属代述，爱人外伤后，卧床 1 年余，腰痛，不能下地，行走无力，下床时需要人搀扶，或拄双拐。X 线片示胸椎、腰椎、骨盆全部骨质疏松，骨密度测定骨质疏松，饮食欠佳，大便干结。

诊断：骨质疏松症（肝肾亏虚型）。

治法：补肝肾，强筋骨，健脾养胃。

处方：自拟坚骨方加砂仁 6g，焦山楂 9g，水煎服，每日 1 剂，连续进药 15 剂。嘱多见太阳，配合理疗，增加运动量。

经过 9 个月的治疗，患者身体强壮，腰部能挺直，弃拐行走，腰部疼痛消失，能做家务。病愈。

按：本病是该患者长期卧床，不见阳光，脾胃虚弱而造成的。不用则废，骨骼缺乏应力刺激，逐步可致骨质疏松。可见功能活动对人体健康是何等重要。

医案 3

张某，女，65 岁，济南人，2005 年 11 月 12 日初诊。

病史：患者右侧踝骨和跟骨骨折，石膏固定 3 个月，拆去石膏后，右踝及足部肿胀，疼痛不敢行走。又贴膏药 2

个月，肿胀已消，但仍疼痛不能走路，踝关节及足趾活动受限，经过多个医生治疗不见好转，来省中医院求医。

诊查： 右足关节功能受限，不敢着地，行走则痛。拍片示内踝和跟骨骨折已愈合，但胫骨下段，踝关节及足骨广泛稀疏，骨密度明显降低。

诊断： 废用性骨质疏松症。

治疗： 采用中药外洗熏蒸法，1号洗药方。

当归 15g	川芎 9g	桂枝 10g	伸筋草 15g
透骨草 15g	海桐皮 15g	桑枝 15g	艾叶 15g
丹参 15g	赤芍 15g	木香 9g	苏木 15g
五加皮 15g	松节 15g	红花 9g	花椒 6g
威灵仙 15g	徐长卿 15g		

上药放在大脸盆内，倒入多半盆水，浸泡半天，煮开30分钟倒入半斤醋，先用药水热气熏洗患足，水温下降至45℃以下，再用药水泡脚，注意防止烫伤，水凉后再加温，每次熏洗1个小时，每天2次。一剂中药可应用2~3天。洗完后用一根长约30cm、直径5cm圆木放在足下滚动，每次不少于45分钟，每天2次。内服坚骨方配成水丸内服，每次5g，每日3次。多晒太阳，在室内扶小方凳行走。

经以上治疗2个月后疼痛明显减轻，不需要扶拐行走，4个月后拍片示足骨疏松明显好转。病愈。

医案4

李某，男，50岁，齐河人，2011年6月30日初诊。

病史：因外伤致右手拇指基底部骨折，略有移位。在当地医院石膏固定，范围较大，限制了其他掌指关节活动，固定55天后拆除固定，手指功能活动受限，动则痛，活动后不见好转，来门诊求治。

诊查：右手拇指关节肿胀，功能障碍，其他掌指关节功能受限。拍片检查，右手五指均有明显骨质疏松。

诊断：废用性骨质疏松。

处方：用1号洗药熏洗右手，方法与上例同。内服骨疏康胶囊，壮骨止痛胶囊等。

嘱患者积极自主地练习手部各指功能，配合核桃、握力器等练习手的功能。

经过45天的治疗，关节僵硬活动受限基本恢复，半年后复查骨质疏松明显好转。

按：西医治疗骨折，一是手术，二是石膏外固定，缺点是外固定范围较大，限制了肢体功能活动，而且时间较长，超出骨折愈合时间，违反了治疗骨折必须坚持动静结合的原则。肢体长时间不动必然影响血液循环，影响骨折愈合，不动则废，久之骨质疏松，关节粘连，肌肉萎缩等并发症相继而发。这种严重的后遗症较为难治，应引起医者高度重视。

（二）临证备要

1. 骨质疏松症的病因病机

（1）肝肾亏虚 《素问·痿论》："肾气热，则腰脊不举，骨枯而髓减，发为骨痿。"肾藏精主骨髓。精生髓，髓养骨，髓者精之所生也。精足则髓足，髓足则骨坚。所以肾精充足则骨髓生化有源。骨骼得以滋养则强壮有力，若肾精亏虚，则骨骼得不到滋养而萎弱无力，骨的强弱与肾精有密切关系。肾虚是骨质疏松的重要原因。老年体虚，劳累过度，久病气血亏虚可使肾精肝血亏耗，筋骨失去营养而发生骨质疏松。

（2）脾胃虚弱 脾胃为后天之本，气血生化之源。脾主运化五脏六腑之精气，又能化生血液，滋养骨骼。脾胃旺盛则运化功能正常，气血生化有源。所以《素问·经脉别论》云："饮入于胃，游溢精气，上输于脾，脾气散精，上归于肺，通调水道，下输膀胱，水精四布，五经并行，合于四时五脏阴阳，揆度以为常也。"先天之精有赖后天脾胃化生水谷之精的不断充养。如脾胃失养，日久则气血生化无源，而气血虚弱同时也会导致肾虚，若肾虚则无髓养骨，可发生骨质疏松。

2. 治疗

（1）中医中药治疗　根据中医理论，该病的发生主要为肝肾亏损和脾胃虚弱而致，所以临床以滋补肝肾、强筋壮骨、补脾健胃为治疗大法，自拟坚骨方。方中熟地黄补血养阴益精；黄芪补气生血，当归补血调经，活血止痛，二药配伍，具有补气养血之功效；方中淫羊藿、枸杞子、菟丝子、续断、牛膝补肝肾强筋骨，鹿角胶填精补髓，地龙、桂枝、白芍、延胡索活血通阳止痛，党参、炒白术、茯苓、甘草以补脾健胃，使气血精髓有生化之源。综合全方具有补肝肾，强筋骨，调养脾胃，补养气血之作用。

根据药理研究，上药具有增强机体免疫力的功效，抑制破骨细胞，降低骨吸收，促进骨的形成，对骨质疏松症的治疗具有较好的疗效。

几十年来用坚骨方治疗老年性骨质疏松效果满意。一般15剂后即可感觉精神振奋，肢体有力，疼痛缓解，继续服用50~60剂则病情明显好转。鹿角胶不但填精补髓，同时含有胶原蛋白，为骨的形成增加物质基础。

（2）其他治疗

1）运动：人是一个有机整体，不用则废。长期卧床或缺乏运动的人，必然会出现骨质疏松。所以鼓励患者多参加体育锻炼，如散步、太极拳等运动，以调节骨代谢，促进骨形成。长期卧床患者也要加强四肢的运动，促进血液循环，对治疗骨质疏松症有益。

2）增加营养：老年人应食容易消化的食物，食物应富含多种维生素、矿物质和蛋白质。特别注意补充维C，适当增加含有胶质的食物，鳖甲汤、鲫鱼汤、海参之类的食物对治疗骨质疏松症有好处。

3）注意多在室外晒太阳，能防治骨质疏松症。中医认为肾主骨，肾主先天，肝肾同源，原发性骨质疏松症的中医病机的关键为肝肾亏虚。研究发现，女性患骨质疏松者，其母亲亦多有该病，甚至有脆性骨折史。由此可见，先天因素在该病中有重要地位。脾胃虚弱后天失养，五谷不得腐熟运化，气血化生无源，则先天之精气不能续补，肝肾因之亏虚。近年来发现"肌少症"和骨质疏松症都与增龄有密切关系，且两者往往同时存在。而中医认为脾主肌肉，脾胃为后天之本，肝肾为先天之本，因此，骨质疏松在中医辨证中应先天、后天同治，以"虚则补之"。绝经后骨质疏松妇女在患病早期多有心烦失眠，面红、潮热、汗出等阴虚火旺之证，因此应以补肾阴，滋阴降火为主，多用生熟地黄、山萸肉、怀山药、桑寄生等。老年性骨质疏松症多有腰膝酸软、肢冷畏寒等肾阳虚之症，故以温补之法为主，多用鹿角胶、制附子、菟丝子、肉苁蓉等。中医之治法，讲究阴阳平衡，阴平阳秘，"调和阴阳，以平为期"是中医治病的要义所在。本病的辨证施治遣方用药体现了这一思想。

七、膝关节肿痛

膝关节肿痛常见于以下几种疾病：膝关节骨折后遗症，骨性关节炎，滑膜炎，膝关节韧带及半月板损伤等。该病在临床十分常见，大部分为老年人，女性多于男性。主要病变为关节软骨的退行性变，骨质增生和关节畸形。

医案

医案 1

孙某，女，65 岁，长清人，农村妇女，2001 年 5 月 6 日初诊。

病史：有劳累史，右膝关节肿胀疼痛半年余，跛行，在当地医院关节内注射玻璃酸钠 1 个月无效，来诊。

诊查：右膝关节肿胀，走路跛行，下蹲困难，膝关节不能完全屈曲，活动时关节内有摩擦感，膝关节内、外侧压痛，X 线片显示胫骨平台边缘退变增生，MR 示关节积液，内侧半月板前角撕裂，前交叉韧带损伤。临床查体抽屉试验阴性，麦氏征试验阴性。

诊断：膝关节骨性关节炎并滑膜炎。

治法：活血化瘀，消肿利水，补肝肾，养气血。

处方：内服益肾活血消肿汤。

当归 15g	川芎 9g	桂枝 9g	丹参 15g
赤芍 12g	川牛膝 9g	地龙 6g	全蝎 5g
红花 6g	路路通 15g	茯苓 20g	车前子 9g^(包)
萹蓄 15g	泽泻 9g	延胡索 9g	木香 6g
生黄芪 20g	党参 15g	骨碎补 15g	补骨脂 15g
甘草 6g			

15 剂，水煎服，每日 1 剂。

外用 1 号洗药熏洗膝关节，每天两次，每次 1 小时，嘱患者休息，保暖理疗。

该患者经 42 天治疗，膝关节疼痛肿胀消除，功能恢复正常。

医案 2

肖某，男，45 岁，济南人，于 2011 年 6 月 21 日初诊。

病史：2 个月前爬山后引起左膝关节肿痛，不敢走路，于省中医院门诊求医。

诊查：左膝关节肿胀明显，跛行，膝关节诸韧带、半月板检查无损伤，X 线片示膝关节略有增生。

诊断：左膝关节滑膜炎。

治法：活血化瘀，消肿利水，补气养血，疏通经络。

关节穿刺抽出关节积液约 65mL，并注射得宝松 1 支。症状当即缓解。疼痛减轻，嘱患者一定休息半个月，并服活血化瘀胶囊。

患者治疗 1 周后，感觉好多了。后跑步锻炼，2 天后膝关节肿胀疼痛，再次来诊。告诫患者一定休息、理疗 1 个月，同时用 1 号洗药外洗膝关节，一天 2 次，每次 1 小时。口服活血消肿汤，连续治疗 1 个月后逐步好转，不肿不痛，病愈。

按：急性滑膜炎，关节肿胀积液较多，可以抽出积液封闭治疗。但反复损伤，必须完全休息，需用活血消肿止痛中药熏洗，并服活血消肿的中药，效果较好。但本病易复发，不能过于劳累，需保暖理疗，注意膝盖保护。

医案 3

刘某，女，65 岁，章丘人，2000 年 8 月 21 日初诊。

病史：右膝关节肿痛半年余，无外伤史，但有劳累史，走路跛行，已在章丘某中医院治疗，MR 显示为右膝关节内侧半月板损伤，准备手术治疗，邀我前去帮助手术。

诊查：走路跛行，膝关节略肿，屈伸活动受限，膝关节内、外侧副韧带完好，抽屉试验阴性，麦氏征试验阴性，活动膝关节时能触及摩擦感，X 线片示中度增生，MR 报告为内侧半月板损伤，临床查体与 MR 报告不一致，余不敢轻易做手术，嘱其关节镜检查，结果镜下没有见到半月板损伤和破裂，只显示关节内有积液，滑膜增厚，膝关节内增生。

诊断：膝关节骨性关节炎。

治法：活血化瘀，消肿利水，补肝肾，养气血。

处方：口服益肾活血消肿汤，水煎服。休息保暖，用1号洗药熏洗，一天2次，每次1小时。

经治1个月后疼痛肿胀缓解，下地行走基本正常，能干家务。

医案4

赵某，女，57岁，山东郓城人，2013年5月31日初诊。

病史：农村妇女，每天下地劳动，双膝关节肿痛2年余，在家贴膏药、拔罐，不见好转，走路跛行，受凉加重，实在痛苦，来济就诊。

诊查：两膝关节略肿，走路痛且跛行，活动功能受限，关节均有摩擦音，左膝关节不能伸直。X线片示双膝关节增生。

治法：活血化瘀，消肿利水，补肝肾，养气血。

处方：内服益肾活血消肿汤，15剂，水煎内服。

嘱患者注意休息，保暖避免受凉，用1号洗药熏洗膝关节，方法如前。

经过1个月治疗，肿痛逐步减轻，又诊一次用药半个月，患者再未来诊。

医案5

孙某，女，60岁，济南人，于2005年4月15日初诊。

病史：双膝关节肿痛3年，经多方治疗无好转，经常疼痛，走路困难，MR检查为双膝半月板损伤，骨质增生，交叉韧带损伤等，动员其手术治疗，患者拒绝，求医于我。

诊查：双膝关节疼痛微肿胀，屈伸活动时关节内明显摩擦感，下蹲困难，抽屉试验阴性，麦氏征试验阴性，X线片示胫骨上端及髌骨周围增生，关节间隙尚可。

诊断：双膝关节骨性关节炎并慢性滑膜炎。

治法：活血化瘀，消肿利水，补肝肾，养气血。

处方：内服益肾活血消肿汤，15剂，水煎服，同时用1号洗药熏洗膝关节，经治40天后，膝关节不痛不肿，走路正常。

按：膝关节MR检查报告疾病较多，往往与临床查体不吻合，不能轻易手术治疗。膝关节肿痛多为关节内滑膜炎等引起，或者增生后刺激其周围软组织或神经末梢而发生疼痛，只要经过休息、理疗，用舒筋活血止痛的中药熏洗，内服补肝肾、养气血、活血消肿止痛中药完全可以治愈。但是晚期增生，关节间隙消失或并发膝内、外翻畸形者，应该手术治疗。

八、肢体肿胀

四肢肿胀临床常见，多见于外伤骨折造成肢体肿胀。若长期不消肿，影响肢体功能，特别是关节肿胀，往往造成关节僵硬、活动受限，久治难愈。临床也可见无明显原因的肢体肿胀，多见于老年人，化验检查正常，但是长期肿胀不消退，患者活动不便。对这些患者的治疗，在多年经验基础上临床应用活血消肿汤，效果较为满意。

（一）医案

医案 1

周某，男，63岁，高唐县人，于2012年7月13日初诊。

病史： 半年前因车祸致右股骨干下端粉碎性骨折，采用石膏管型固定3个月，卧床休息，去石膏下床拄拐行走，下肢逐步肿胀，呈凹陷性水肿，膝关节功能明显受限，经按摩效果不明显，半年后来门诊治疗。

诊查： 患者拄双拐，下肢肿胀呈凹陷性水肿，走路痛，拍X片示股骨下端骨折线已模糊不清，膝关节屈伸活动受限，查血象正常，肝肾功能正常。

诊断： 下肢水肿。

治法： 活血化瘀，消肿利水，补气养血，疏通经络。

处方：活血消肿汤。

当归 15g	川芎 9g	桂枝 9g	丹参 15g
赤芍 15g	川牛膝 9g	全蝎 5g	地龙 6g
红花 6g	路路通 15g	茯苓 15g	车前子 12g^(包)
萹蓄 15g	泽泻 9g	延胡索 9g	木香 6g
黄芪 20g	党参 15g	甘草 6g	

水煎分服。

同时用 1 号洗药熏洗患肢，一日 2 次，每次 1 小时，同时配合患肢功能锻炼。

经 2 个月的治疗，膝关节功能逐步恢复，双下肢肿胀消退，弃拐行走，患者满意。

按：因为下肢骨折，石膏固定时间过长，缺乏肌肉伸缩锻炼，肌泵作用丧失，造成关节粘连，静脉血液瘀滞，外渗出组织间隙，形成下肢水肿不消，治疗必须活血化瘀，消肿利水，益气养血，配合功能活动方可取效。

医案 2

祁某，女，68 岁，聊城人，2009 年 4 月 12 日初诊。

病史：双下肢呈现凹陷性水肿 1 年余，晨起轻下午重，经治疗效果不佳，患者较胖，走路跛行，右膝关节亦痛，来济就诊。

诊查：患者身高 1.6 米左右，体重 180 斤，右膝关节压痛，肝肾功能及小便均正常，双下肢凹陷性水肿，多普勒检查下肢动脉较好，略有斑块，静脉瓣关闭不全，舌淡苔腻，脉濡滑。

诊断： 双下肢水肿。

治法： 活血化瘀，消肿利水，补气养血，疏通经络。

处方： 活血消肿汤加狗脊15g，续断15g，苍术15g，水煎分服。

治疗50天后双下肢肿胀明显消退。以后原方配成水丸内服，嘱其保暖，散步活动。

医案3

贾某，男，65岁，仲宫人，2013年6月2日初诊。

病史： 于2012年6月左下肢患丹毒，经治疗后丹毒已愈，但遗留下肢慢性水肿，长期不消，走路沉重不适。

诊查： 左下肢膝以下水肿，按之凹陷，膝关节功能正常，血常规正常。动脉搏动正常，无静脉曲张。

诊断： 左下肢淋巴水肿。

治法： 活血化瘀，消肿利水，补气养血，疏通经络。

处方： 活血消肿汤加狗脊15g，续断15g，苍术15g，水煎分服，再用1号洗药外洗。

经治疗30天，已恢复正常。

（二）临证备要

1. 病因

（1）外伤　由外伤造成肢体骨折或软组织挫伤，局部疼痛肿胀，活动受限。常用石膏或夹板固定，如果采取动静结合的原则，可使肢体肿胀逐渐减轻。而绝对静止的固定，肢体肿胀更为严重，特别是除去外固定后肿胀更明显，长期肿硬不消，治疗较为困难。

（2）年迈体衰，肝肾不足，气血虚弱　临床常见到无其他病因，但肢体肿胀长期不消的患者，查体肾、膀胱正常，血常规、生化正常。下肢出现凹陷性水肿，不痛不痒。中医辨证为肝肾亏损，气血不足。由于气血匮乏，血管灌注不足，气虚血瘀，气为血之帅，气虚无力推动血液运行，则发生瘀滞肿胀。

（3）淋巴循环障碍　如淋巴管炎和丹毒等造成淋巴液循环障碍，也可见下肢水肿。丝虫病造成的下肢象皮肿除外。

2. 治疗方法

（1）对于外伤骨折或软组织损伤的治疗，必须坚持动静结合的原则，坚强有效的外固定是肢体活动的基础，而合理的活动不但能保持骨折整复后的位置，同时可以逐渐纠正骨折的残余错位。功能活动是治疗骨折的目的，从骨折固定后就应在医生指导下循环渐进地进行功能锻炼，而且应贯彻在整个治疗过程中，直至患者肢体康复为止。功能活动不但能加速骨折愈合，同时还可以防止肌肉、肌腱粘连，改善血液循环，这对防止肢体肿胀是非常重要的。

（2）辨证用药：肢体肿胀长时间不消退，中医认为是气滞血瘀导致的，所以治疗原则为活血化瘀，消肿利水，兼以补气养血，舒经通络。创立了活血消肿汤，方中丹参、赤芍、牛膝、川芎、红花等活血化瘀，瘀去则新血生，打开血流通道；又以地龙、全蝎祛经络之瘀滞；茯苓、车前草、萹蓄、泽泻、路路通利水消肿；延胡索、木香理气止痛。因气血不足，所以重用黄芪、党参、当归、川芎补养气血，达到气足血行之目的。全方活血化瘀，消肿止痛，既能消肿，又不伤正气。如见肢体肿硬者，在方中可加穿山甲，以增强活血化瘀之力；如老年患者原因不明而肢体肿胀，表现肝肾亏虚、气血不足者，在原方中加狗脊、续断、枸杞子、巴戟天等补益肝肾，党参改为人参，加炒白术以养后天，增加补气之功。

九、慢性骨感染

慢性骨感染又称附骨疽，其特点是感染的骨组织增生、硬化、坏死、死腔、包壳、瘘孔、窦道、脓肿并存，反复发作，缠绵难愈，病程可达数年至数十年，临床治疗困难。余总结长期临床经验，拟定解毒汤为急性发作期内服药物基本方，扶正排毒汤为慢性静止期内服药物基本方，2号洗药为外洗方，表浅感染者可用创伤膏外敷，效果较佳。

（一）医案

医案1

张某，女，65岁，济南人，2010年6月2日初诊。

病史：患者3月5日不慎摔伤致左股骨颈骨折，在外院行人工髋关节置换术。术后半月拆线，刀口处红肿疼痛，化验白细胞增高。患者低烧，体温37.8℃，用抗生素治疗，1周后刀口裂开并有脓液流出，随后扩大引流冲洗换药等治疗1个月，伤口仍未愈合，细菌培养无细菌生长。后出院回家换药，来中鲁医院求医。

诊查：老年女性，身体较瘦，左髋外侧有长约15cm刀口，上半部分愈合，下半部分尚未愈合，并有较多脓水流出，覆盖的纱布已浸透，伤口深约5cm，需扶双拐行走或坐轮椅，饮食欠佳，二便可，舌淡苔薄白，脉细无力。

诊断：左髋关节术后感染。

治法：清热解毒，托里排脓，补养气血，调理脾胃。

处方：解毒汤。

金银花 15g	蒲公英 15g	紫花地丁 15g	野菊花 10g
马齿苋 15g	黄柏 9g	土茯苓 15g	丹参 12g
赤芍 12g	当归 15g	川芎 9g	炮山甲 6g
木香 6g	生黄芪 30g	浙贝母 9g	没药 6g
皂角刺 12g	陈皮 9g	党参 15g	炒白术 15g
砂仁 6g	甘草 6g		

7 剂，水煎两遍取药液 400mL，早晚饭后分服。

二诊：用药 7 剂后无明显变化，也无不良反应，再取上方 7 剂。

三诊：服药 14 剂，饮食较前好转，自己感觉有精神，周身有力气，伤口流脓水减少。

经过调方治疗两个半月，伤口流脓液慢慢减少，最后伤口愈合，能扶单拐行走，痊愈，经过 5 年复查未再复发。

按：患者为老年人，平素气血虚弱，免疫力低下，即中医所谓正气亏虚，邪毒感染，腐肉为脓，正虚无力排毒外出，而致伤口长期流脓渗液不愈合。虽然脓液培养无细菌生长，可能与标本取材时机不当、长期应用抗生素有关。本方既能解毒又能排毒，且能增加机体免疫能力，气血充足，正能胜邪，伤口自然会逐渐愈合。

医案 2

章某，男，62 岁，郓城人，2014 年 7 月 25 日初诊。

病史： 患者于 2013 年 5 月不慎从高处坠落摔伤左足，肿痛甚剧，在当地医院拍片检查，诊断为左距骨、跟骨骨折，行切开复位内固定。术后 2 个月伤口处破溃流脓水，经抗生素、引流、换药治疗半年余不愈，后将内固定取出，又治疗 3 个月仍不见好转，来省中医治疗。

诊查： 患者扶拐行走，足跟不敢着地，踝关节活动受限，外踝下方有长约 7cm 伤口，下半部未愈合，有脓水流出且有腥臭味，局部伤口周围皮肤灰暗糜烂。拍片检查左距骨骨质破坏。体温 36.5℃，血象正常，脉沉细，苔黄腻，脉数。

诊断： 左足慢性骨髓炎。

治法： 清热解毒，托里排脓，补气养血，调理脾胃。

处方： 解毒汤 15 剂，水煎分服。

2 号洗药煎水熏洗伤口。

金银花 15g	蒲公英 15g	紫花地丁 15g	野菊花 10g
黄柏 10g	黄芩 10g	连翘 15g	苦参 15g
土茯苓 15g	牡丹皮 9g	生大黄 10g	生黄芪 20g
赤芍 15g	马齿苋 15g	陈皮 9g	

上方一剂用纱布包好放在干净脸盆内，大半盆水浸泡约 2 小时，煮半小时取出药包，待药液温凉后先用纱布浸蘸药水清洗流脓伤口，然后将足放在药水内浸泡约 45 分

钟，而后清洁换药1次。一剂中药可用2~3天。

该患者经过半年治疗后伤口愈合。一年复查未复发。因为足不能放平，行走困难，后行足三关节融合术。

医案3

刘某，男，45岁，泰安人，于2001年7月5日家属陪同来诊。

病史：半年前因车祸致右胫骨平台骨折，手术治疗，12天拆线。半年后伤口感染溃破，流脓水，在该院治疗3个月伤口仍不愈合，后来中鲁医院门诊求医。

诊查：右小腿上段有纵行切口长约10cm，刀口下端红肿，窦道深达3cm，有淡黄色脓液流出，伤口周围软组织略有红肿，皮温略高，按之疼痛，X线片示胫骨上端局部骨质破坏，骨折端骨质硬化。化验检查白细胞升高，血沉25mm/h，体温36.9℃，饮食、二便正常，舌苔脉象无明显变化。

诊断：右胫骨慢性骨髓炎。

治法：清热解毒，托里排脓，补气养血，调理脾胃。

处方：解毒汤15剂，水煎分服。另外用2号洗药，水煎滤汁，用药水洗伤口。

复诊：伤口缩小，分泌物减少，窦道变浅，病情好转。患者高兴地要求继续治疗。该患者经半年治疗，伤口逐步愈合而治愈。

医案 4

吴某，男，48 岁，2010 年 3 月 29 日初诊。

病史： 右足被石头砸伤 10 个月，当时有外伤出血，第 2、3、4 跖骨粉碎骨折。当地医院予以清创缝合，石膏托固定，抗生素治疗半月，去石膏后仍见足部红肿热痛，拆线后继用抗生素治疗。25 天后换药时见伤口裂开，并有腥臭脓液流出。换药引流治疗 3 个月后局部红肿渐消，伤口仍未愈合，来省中医院门诊求治。

诊查： 足背见不规则伤口，伤口边缘皮肤呈灰暗色，有黏稠淡黄色脓液，周围略有红肿，探查可触及骨质。拍片示骨折线清晰，第 2、3 跖骨骨质疏松，局部有小米粒状死骨。

诊断： 右足外伤性骨髓炎。

治法： 清热解毒，托里排脓，补气养血，调理脾胃。

处方： 解毒汤内服，另用 2 号洗药熏洗创面，每天 1 次并清洁换药。

经治大夫告知在换药时曾有小沙粒样死骨排出。经过上述连续 2 个月治疗，伤口逐步缩小而愈合，半年后复查能下地行走，伤口未再复发，拍片示骨折愈合，骨质疏松明显好转，死骨消失。

医案 5

李某，67 岁，济南人，1999 年 6 月 3 日初诊。

病史：患者 20 年前患右下肢静脉曲张，久治不愈，于小腿下 1/3 处形成溃疡肿胀，流脓水（臁疮），伤口逐步扩大，后来侵袭胫骨，经 15 年没有治愈，自己在家换药，腥臭难闻，痛苦难忍，来中鲁医院就诊。

诊查：老年患者，查看伤口右小腿中下段前方有伤口长约 3cm，宽约 1cm，胫骨外露，小腿下段略肿，伤口周围皮肤灰暗无光泽，有灰白色脓水浸湿敷料，腥臭味重，软组织硬韧无弹性，皮温略高，可以行走，精神不振，饮食、二便正常，舌暗红苔白腻，脉弦。

诊断：右下肢静脉曲张溃疡后致胫骨感染。

治法：清热解毒，托里排脓，补气养血，调理脾胃。

治疗：解毒汤加狗脊 15g，杜仲 12g，水煎分服，并用 2 号洗药外洗伤口，待药水温度适中，将伤口部位浸泡在药水中熏洗完后再清洗换药。

经过 80 余天治疗，伤口周围灰暗转红润色，伤口周围肉芽组织逐步变鲜红并向外露骨处爬行，最后伤口愈合。嘱患者保护好伤口，不能外伤碰破，保暖。5 年后复查未见复发。

按：该患者为长期下肢静脉曲张溃疡，邪毒侵袭形成骨浅表感染，由于下肢血液供应不良而致伤口长期不愈，治疗中必养气血，补肝肾，兼以清热解毒，方可治愈。2号洗药外洗也很重要，不但杀灭细菌，清理伤口腐烂组织，而且能活血化瘀，增加皮肤温度，有利于局部血液循环，对伤口愈合起到了促进作用。

医案6

孙某，男，5岁，河南台前县人，1987年3月17日初诊。

病史： 1987年3月1日乘坐自行车时右足不慎伸入自行车轮内，被自行车轮辐条绞伤。当时右小腿内侧有伤口，急去当地医院清创缝合，后拍片诊断右胫、腓骨骨折，石膏固定，2天后因肿胀严重有水泡又去医院行切开减张，以防坏死，局部换药包扎并使用大量抗生素治疗，半月后伤口明显感染，来我院骨科求治。

诊查： 患儿低烧，右小腿肿胀，内侧中下段有8cm×6cm创面，并有5cm×3cm胫骨外露，伤口肉芽组织不新鲜，并有脓液外溢。

诊断： 右小腿外伤感染。

治法： 清热解毒，托里排脓，祛腐生肌。

治疗： 伤口消毒清洗后，应用我院创伤膏外敷，每隔2天换药1次。同时口服解毒汤（每次服3~4口），日2次。

患肢石膏托固。

经过 56 天治疗，共换创伤膏 29 次，服中药 17 天，伤口完全愈合。拍片复查骨折已愈合。功能恢复正常。后未再复发，治愈。

医案 7

张某，男，57 岁，山东禹城人，1990 年 5 月 4 日初诊。

病史： 1990 年 4 月 19 日，在车间劳动时被机器绞伤右前臂，伤后在当地医院检查诊断为桡骨远端骨折伴皮肤挫裂伤。当时予以清创缝合包扎，前臂以小夹板固定。半月后来我院就诊。

诊查： 右手肿胀，手指屈伸活动受限，右前臂远端掌侧有 8cm×5cm 皮肤坏死区，患者有低烧，体温 37.8℃，饮食、二便正常，脉平稳。

诊断： 右前臂外伤感染合并骨折。

治法： 清热解毒，托里排脓，祛腐生肌。

治疗： 在骨科门诊手术室消毒后切除坏死皮肤，屈肌腱外露，同时给予创伤膏换药，2 天换药 1 次，内服解毒汤，每日 1 剂，水煎服。

经过 28 天换药治疗，伤口愈合，并嘱患者早期练习手指功能。3 个月复查伤口处软组织松软，骨折愈合，手指功能恢复正常。

医案 8

刘某，男，45 岁，章丘人，于 1987 年 8 月 26 日初诊。

病史：1987 年 8 月 5 日劳动时不慎被铁管砸伤右手中指末节并出血，当时疼痛难忍，急去医院换药包扎，拍片检查，为中指末节骨折。在当地治疗 3 周不愈，后来省中医门诊求治。

诊查：观看患指末节已发黑坏死，在坏死与未坏死之间有分泌物溢出，体温 37℃，饮食、二便正常。

诊断：右手中指末节感染坏死。

治法：清热解毒，托里排脓，祛腐生肌。

治疗：患者中指末节没有存活可能，动员患者切除坏死指端，再行治疗。患者同意，于手术室消毒局麻下切除坏死指端，但残端骨已感染，如果多切包埋缝合，中指更短，对功能不利。给予清洁伤口，外敷创伤膏换药包扎。2 天换药 1 次，内服解毒汤，每日 1 剂。

复诊：经半月治疗，患指没有再感染，每次换药都有较多脓性分泌物，用盐水棉球擦去，露出鲜红肉芽组织。经过 35 天治疗，患者指端伤口缩小愈合，残头较为光滑。50 天复查，患指功能正常，唯短了 2cm，患者满意。

医案 9

李某，35 岁，男，柳阜人，于 1980 年 4 月 19 日初诊。

病史：4 月 4 日在山上放炮打石头，被飞来石块打于左小腿，只有皮肤擦伤但疼痛较重，当地医院只换药包扎，之后几天肿胀、疼痛较重，半月后来省中医骨科门诊求治。

诊查：患者扶双拐来诊，于左小腿中上段内侧有 5cm×6cm 皮肤色黑，有脓性分泌物溢出，体温 37.8℃，X 线片示无骨折征。

诊断：外伤感染。

治法：清热解毒，托里排脓，祛腐生肌。

治疗：于门诊手术室消毒后切除坏死皮肤及坏死组织，深达胫骨骨膜，清洗后用创伤膏外敷包扎，每 3 天换药 1 次。并服用解毒汤，每日 1 剂。每次换药皆有大量脓性黏稠分泌物，无明显腥臭味。经过 20 天治疗，伤口逐步缩小。经 45 天治疗伤口已完全愈合。局部皮肤松软，行走正常，患肢恢复功能。

医案 10

赵某，男，52 岁，聊城人，于 1982 年 6 月 5 日初诊。

病史：就诊前 13 天，因搬机器零件不慎滑落砸于左足，当即疼痛难忍，伤处有出血，去当地医院换药包扎，并用抗生素治疗。13 天后患足疼痛，不敢走路，来我院门诊求治。

诊查： 揭开包扎敷料发现左足第 1、2 楔状骨背侧皮肤色灰暗溃烂，皮肤已坏死，阅 X 线片示第 1、2 楔状骨骨折，但没有错位。

诊断： 外伤感染骨折。

治法： 清热解毒，托里排脓，祛腐生肌。

治疗： 动员患者切除局部坏死腐烂组织，患者同意。于门诊手术室消毒后，切除坏死组织深达第 1、2 楔状骨，其大小约 2cm×2cm，清洁后，外敷创伤膏包扎。每隔 2 天换药 1 次，同时口服解毒汤，每日 1 剂。每次换药均有较多脓液，以盐水棉球擦去，可见新鲜肉芽组织。经过 29 天的治疗，伤口愈合。拍片示骨折线模糊。50 天复查时患者行走略感疼痛，以后逐步痊愈，未落下后遗症，患者满意。

医案 11

赵某，男，18 岁，齐河人，1983 年 7 月 6 日初诊。

病史： 患者就诊前 15 天，头顶挫伤后感染，经治不愈，来我院骨科门诊求治。

诊查： 在头顶偏左侧有 1.6cm×2cm 皮肤缺损深达骨膜，有清稀的脓性分泌物，肉芽组织不新鲜。

诊断: 头皮外伤感染。

治法: 清热解毒,托里排脓,祛腐生肌。

治疗: 剪去伤口周围头发,予以消毒清洁伤口,用创伤膏外敷包扎,2 天换药 1 次,内服解毒汤,每日 1 剂,水煎服。共换药 11 次,伤口愈合未再复发。

医案 12

盛某,男,4 岁,历城人,1986 年 5 月 15 日初诊。

病史: 患儿于 1986 年 4 月 17 日,在公园打滑梯时不慎致左侧股骨干中下段骨折,在某医院行小夹板固定,因固定过紧造成腘窝处广泛感染,溃破疼痛发热,于我院骨科门诊求治。

诊查: 患儿哭叫疼痛,打开左膝关节包扎敷料,见腘窝处溃破面积较大,约 6cm×5cm,深达筋膜,并有分泌物,肉芽组织不新鲜。

诊断: 夹板压迫感染。

治法: 清热解毒,托里排脓,祛腐生肌。

治疗: 予以消毒清洁伤口,剪去坏死筋膜组织,外敷创伤膏包扎,2 天换药 1 次,并服小量解毒汤煎剂。经 11 次换药,22 天伤口愈合,拍片骨折愈合,患儿能站立行走。2 个月复查,伤处瘢痕松软,没有挛缩现象,膝关节功能正常,病愈。

医案 13

杨某，女，21 岁，仲宫人，1987 年 11 月 11 日初诊。

病史：患者于 11 月 4 日被汽车撞伤，左大腿中下段内侧有巨大血肿，疼痛难忍，无骨折，当地诊所嘱回去冷敷并用红花油外涂，抗生素治疗，1 周后来省中医门诊求治。

诊查：于左大腿内侧有 8cm×6cm 皮肤发黑坏死，无脓性分泌物，但有肿胀。低烧体温 37.9℃。

诊断：外伤皮肤坏死。

治法：清热解毒，托里排脓，祛腐生肌。

治疗：于门诊手术室行坏死部位消毒，铺无菌巾，切除坏死皮肤，深达肌层，清洗伤口，用创伤膏外敷包扎，2 天换药 1 次，同时内服解毒汤，每日 1 剂。经 54 天治疗，伤口愈合，下肢功能正常。

（二）临证备要

1. 病因病机

中医认为邪毒感染后余毒未尽，流注蚀骨，或跌打损伤，瘀血蕴结，破肉伤骨，邪毒外侵，腐骨成脓，发为本病。正邪相搏，正欲祛邪，故而反复发作。病程日久，耗伤气血，正不胜邪，以致缠绵难愈。因此，本病既有气血亏虚、肝肾不足之正气虚弱，又有邪毒蕴结，郁而化热，属本虚标实之证。邪毒是致病的因素，正虚是发病的基础，损伤是常见的诱因。

2. 治疗

（1）内治法

1）发作期：证见局部红肿热痛、全身发热体温高。

治则：清热解毒，活血化瘀，托里排脓。

方药：解毒汤。方中金银花、蒲公英、紫花地丁、野菊花、马齿苋、黄柏之品，主要清热解毒，使热毒消退，合而组成君药。单用清热解毒之品则气滞血瘀难消，方中用当归、赤芍、丹参、川芎、地龙、没药、延胡索活血化瘀，行气通络，消肿止痛，共为臣药。方中又加穿山甲、皂角刺加强化瘀之力，直达病灶，溃坚决痈，可使脓肿溃破。生地黄、牡丹皮、贝母清热凉血，以为佐药。重用黄芪、当归补养气血，托毒外出。甘草和中以调和诸药，并可解毒，则为使药。具有清热解毒、活血化瘀、消肿排脓之功效。在慢性骨髓炎复发时用之有效。

2）慢性期：属气血两虚，余毒未尽。局部肉芽组织灰白，脓液清稀，伤口周围灰暗，伤口长期不愈，面色苍白无华，倦怠无力，食欲欠佳，舌淡苔薄，脉细无力。治疗宜扶正托毒，益气养血，清除余毒，并兼顾后天。方用扶正排毒汤：生黄芪 30g，当归 15g，白芍 15g，人参 9g，炒白术 15g，茯苓 15g，陈皮 10g，木香 6g，川芎 9g，金银花 15g，蒲公英 15g，紫花地丁 15g，野菊花 6g，牡丹皮 9g，赤芍 15g，没药 6g，甘草 6g。本方重在气血双补，以八珍汤为主以补气养血，重用黄芪以增强补气之力，唯有气血得充，肌肤得养，气血运行通畅，余毒才能消退。但是余毒未尽，长期流脓，所以必须加用金银花、蒲公英、紫花地丁、野菊花以清热解毒。局部表现有肿硬、气血瘀滞之征象，在方中加以牡丹皮、赤芍、没药散结化瘀，消肿止痛。长期服用，病症才能得以控制，伤口逐渐缩小愈合。

慢性骨髓炎因病程较长，往往损伤正气，或患者五脏不调由虚致病，属于附骨疽的中后期，脓肿不溃或脓出不畅，应扶正祛邪并重。宜用托法，补益气血，以扶助正气，托毒外出。后期正气虚弱为主，以补虚扶正药物使体内气血充足，助养肉芽生发和骨修复。补虚之法应辨何虚，是气虚、血虚、阴虚、阳虚，或兼而有之。鉴于临床病情的复杂性，往往需数法合并使用，治疗时应根据全身和局部情况而定，遣方用药也应随症加减。

（2）外治法

1）自拟 2 号洗药，具有清热解毒、排脓生肌之作用。主要用于伤口长期不愈合，流脓水，局部皮肤灰暗或骨外露。表浅部位骨感染更适用，对于急性期局部红肿热痛也可外洗，水温不宜过高。

使用方法：将药以纱布包好放在干净的脸盆内，倒水适量，约半脸盆，浸泡2小时以上，沸煮15分钟，稍凉后将药包取出。等药液温度降至30℃时，可用消毒纱布浸泡后擦洗伤口，每次半小时，再清洁换药，每日一次。使用半月至一个月后，局部伤口红润，肉芽组织变新鲜，皮色由灰暗转变为红润，脓液分泌量减少，久之则愈，不会增加感染机会。

2）创伤膏：系我院骨科梁洪恩老师的祖传秘方，1970年以前都是老师在家熬制药膏，上班时自己带到门诊，亲自为患者换药，保密。1970年以后将方药组成及制法交给医院，此后成为我院骨外科外用药膏之一，几十年来治愈大量慢性感染伤口，取得良好效果。自1975年广泛用于临床，至1991年总共治愈110例全身不同程度的伤口感染。

创伤膏优点：本药膏具有祛风胜湿，活血止痛，消肿排脓祛腐，解毒生肌收口之功效。适应证广泛，可用于治疗周身慢性伤口感染和表浅骨感染。使用本药膏治愈后，其瘢痕组织松软并富有弹性，一般不会因瘢痕挛缩而影响肢体功能。换药简便，一般2~3日换药一次，不用酒精或碘伏消毒，只用盐水棉球清洗伤口即可。

1990 年动物实验证实，实验组伤口脓液黄稠，脓性分泌物明显多于对照组。实验组肉芽组织均匀，色泽红润，血运丰富，创面愈合较对照组提前 4.8 天，溶菌酶含量测定明显高于对照组。溶菌酶是机体非特异性免疫的一个重要方面，在感染中起着重要作用。溶菌酶是单核-巨噬细胞系分泌的一种稳定的溶细菌酶，创口脓性分泌物溶菌酶含量增多，说明脓液中的中性粒细胞、单核细胞、巨噬细胞数量增多，特别与巨噬细胞增多有关。溶菌酶又可提高巨噬细胞吞噬活性，具有溶解细菌的作用。这充分说明，创伤膏的主要作用是提高创面免疫能力，增强抗炎作用，促进血液循环，加速伤口愈合，也符合中医煨脓长肉的理论。该研究获山东省卫生厅科技进步奖。

十、慢性湿疹

医案

医案 1

甘某，男，65 岁，曲阜人，于 2008 年 8 月 3 日来诊。

病史： 双踝以下足部患慢性湿疹 1 年余，足背足底起小水疱，痒甚，并且肿胀，影响休息，经多方治疗无明显效果，来门诊求医。

诊查：双足肿胀有水疱，时流黄水，痒甚，略有红肿，舌赤苔腻，脉缓。

诊断：慢性湿疹。

治法：清热利湿止痒。

处方：

金银花 15g   连翘 20g   苍术 15g   黄柏 10g

苦参 12g   蒲公英 15g   知母 12g   牡丹皮 12g

白鲜皮 15g   土茯苓 15g   白扁豆 15g   生黄芪 15g

车前草 15g   赤芍 15g   甘草 6g

15 剂，水煎服，日 1 剂。

同时用祛湿止痒中药外洗，处方如下：

苍术 20g   黄柏 15g   金银花 20g   连翘 20g

苦参 20g   蒲公英 20g   土茯苓 20g   黄芩 10g

白鲜皮 20g   蝉蜕 10g   生大黄 10g

水煎外洗，每日 2 次，1 次 1 小时。

二诊：用药半个月后复诊，足肿胀消退，水泡已愈，痒明显减轻，晚上能入睡，再取药 10 剂，病愈未回。

医案 2

王某，男，50 岁，济南人，2000 年 8 月 7 日初诊。

病史：2 个月前患阴部湿疹，痒甚，久治不愈，来中鲁医院门诊求治疗。

诊查：望诊，阴囊及会阴部潮湿，肿胀，肛周围有水疱，有抓破的痕迹，舌赤苔腻，脉缓。

诊断：会阴部湿疹。

治法：清热利湿止痒。

处方：仍用上方7剂，水煎服，再以祛湿止痒中药外洗，半个月治愈。

十一、足跟部痛

医案

周某，女，45岁，济南西营人，2000年6月8日初诊。

病史：家住山区，上山种地，全是挑抬，走路较多，引起右足跟部痛已2年多，着地就痛，不敢走路，来诊。

诊查：右足跟部压痛，不肿，拍双足跟侧位X线片示右足有跟骨刺。

治疗：嘱其休息，即日起不能穿硬底鞋，必须穿软底鞋，鞋垫有弹性。再用1号洗药熏洗后泡脚，每天2次，每次45分钟。口服壮骨止痛胶囊或舒筋活血药。经治半个月后患者不痛，走路正常。

按：跟骨刺疼痛，不是骨刺本身痛，而是走路过多，骨刺刺激周围软组织产生炎症而引起疼痛，所以治疗时休息很重要，穿软底鞋的目的减轻骨刺刺激。中药熏洗主要是舒筋活血止痛，此法治疗肯定有效果，但易复发。有的医生嘱患者踩足跟，其意是用力踩足跟迫使骨刺碎裂，这是错误的治疗方法。临床治疗此类病例太多，皆用上法效果满意。不再赘述。

第 二 章

手　法

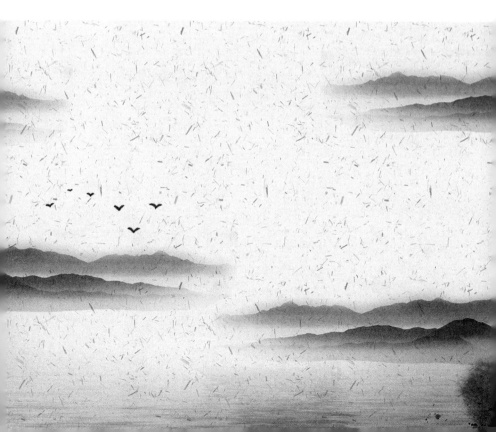

一、腰椎小关节滑膜嵌顿症

本病临床多见，多为腰部突然闪、扭或弯腰拾物直腰时而产生腰椎小关节滑膜嵌入关节间隙，而产生难以忍受之疼痛，容易误诊和延误治疗，以致产生慢性腰痛。用手法治疗取效多立竿见影，简介治疗手法如下。

1. 按摩手法

在脊柱两侧循足太阳膀胱经自上而下进行轻度按摩，至下点按环跳、委中、承山等穴，重复 3 遍，其作用镇静止痛，缓解腰背肌肉痉挛疼痛。

2. 斜扳法

通过按摩手法疼痛能缓解，嘱患者侧卧位，患侧在上，髋、膝关节屈曲，健侧伸直。术者立于患者背后，一手推臀，一手扳肩，双手相对用力，使上身旋后，骨盆旋前。令患者放松肌肉，当活动到最大范围时，术者做一次有力的推扳动作，此时可听到清脆响声，这是手法成功关键，腰部疼痛顿时减轻。

3. 牵抖法

患者俯卧位，一助手拉住患者腋下对抗牵引，一助手握住双踝向下牵引，术者立于床边双手相叠按于腰骶部，在上下助手相对牵引时，术者推患者腰部左右摆动。持续1分钟，此后下助手将患者双下肢抬起，离开床面，在牵引的同时努力上下抖动下肢。手法结束时，再以按摩手法施术2~3分钟达到舒筋活血、理顺筋骨之目的。以这种手法在20世纪90年代初期治愈小关节滑膜嵌顿症100余例，均可1~2次手法治疗达到治愈目的，效果十分可靠。

4. 坐位旋扳法

患者坐凳子上，两腿并拢，助手两手紧扶患者双膝并固定之。术者先触摸患者腰椎棘突，可见某棘突向一侧偏移，在此处有明显压痛。以棘突向左偏移为例，术者面对患者，立于患者左侧，左臂经患者左腋下，左手置于患者颈后，右手拇指置于偏歪棘突末端，以左手发力使患者腰椎小幅度屈曲并左右旋转数次，此时需患者腰部放松加以配合。待患者适应后先行腰椎后伸，再加大右旋迅即极度前屈左旋，待左旋的同时右手拇指将棘突推向右侧，此时右手拇指即可感到弹拨复位，或听到清脆响声，甚至患者都能觉察到复位。然后让患者站立，左右摇晃上身，疼痛消失，体态自如即为复位成功。

5. 背背牵抖法

适用于患者肥胖体重过大，不能采用坐位旋扳法时。术者和患者背对背相靠站立，两者手臂后伸，肘部屈曲相互挽起扣紧，术者屏气徐徐弯腰将患者背起，随着术者弯腰幅度加大，患者腰部渐呈过伸状。术者腰臀左右摇摆带动患者腰部放松，此时术者双腿发力伸直使患者在腰部产生牵拉感，如能听到清脆弹响声，术者伸直腰部，解除双肘扣锁，让患者站立左右晃动腰部，疼痛消失且能恢复活动者复位成功。

（一）医案

医案 1

张某，男，60 岁，济南人，于 1991 年 7 月 21 日就诊。

病史： 下班回家至楼下，因弯腰搬自行车，突然感到腰痛难忍，令家人搀扶至四楼宿舍，卧床不起，腰痛剧烈。因为朋友关系电话邀我去家中看病。

诊查与治疗： 下午四点多钟去家中诊查，患者紧张地躺在床上，连被褥都不能动，动则痛甚，检查腰部痉挛如绳索，腰背广泛压痛。余在其家施行手法治疗，经治疗半小时后患者疼痛减轻，且能翻身起床，双手撑腰下地行走，嘱其休息 3 天，腰部理疗 3~5 天。5 天后电话询问，患者病愈又去上班了。

按：患者因弯腰搬自行车而发病，当弯腰时腰椎小关节后方间隙张开，此时关节滑膜就在关节间隙间，当突然直腰时，滑膜易嵌入关节间隙并受到挤压，滑膜有丰富神经末梢，久之产生炎症，即产生严重疼痛，不及时治疗就易造成恶性循环，疼痛—痉挛—疼痛，最后达不可忍受的程度。

医案 2

孙某，男，32 岁，济南人，于 1995 年 6 月 17 日就诊。

病史：因弯腰提鞋，直腰时感到腰痛，不能活动，回家卧床休息，曾找本村推拿医生治疗。疼痛更加严重，服止痛药略好转。去省中医就诊。

诊查：青壮年，用担架抬来就诊，痛苦面容，自己站不起来，一人扶起卧在检查床上，没有明显外伤史，腰 4/5 棘突压痛，翻身困难，直腿抬高试验阴性，但腰部疼痛，X 线片未见明显增生，椎间隙无明显改变。

诊断：腰椎小关节滑膜嵌顿症。

治疗：以上述手法治疗，当斜扳后在腰部听到响声，又以按摩手法整理筋骨，舒筋活血，令患者起床走路，患者感到腰痛明显减轻，能行走，患者大喜。嘱患者回去后休息 3 天，外敷膏药，内服舒筋活血片。病愈。

医案3

王某，女，50岁，齐河人，1993年8月15日就诊。

病史：5天前弯腰抱孩子时突感到腰痛，不敢活动，下肢不疼，经过针灸拔罐不愈，于门诊就诊。

诊查：家人扶着来诊，腰部活动受限，卧床检查，腰骶部棘突压痛，直腿抬高试验阴性。

诊断：腰部小关节滑膜嵌顿症。

治疗：仍按上述手法一次病愈，自己能起床下地行走。患者连声道谢：真神了。嘱患者回家休息3~5天，腰部每天热敷，连续5天。

医案4

刘某，男，45岁，济阳人，于2005年4月5日就诊。

病史：患者于半月前因下地弯腰干活不慎扭伤腰部，疼痛不敢活动，在家找人针灸拔罐不见明显好转。来济南求医。

诊查：腰部强直，活动明显受限制，卧位按压腰部疼痛，脊柱两侧肌肉僵硬、压痛，直腿抬高试验阴性，下肢不麻不痛。腰椎X线片示腰4/5增生，余未见异常。

诊断：慢性腰椎小关节滑膜嵌顿症。

治疗：仍采用上述手法治疗，连续施用两次手法，患者疼痛明显好转。因患病时间较长，腰背肌肉不能一时松解，嘱患者回家休息理疗，口服止痛药，取活血化瘀消肿止痛中药7剂，水煎服。病愈。

医案5

赵某，男，55岁，章丘人，2015年9月15日就诊。

病史：患者两天前弯腰搬苹果（约20kg），直腰时突感腰痛，较重，回家休息，热敷贴膏药无效。来省中医院就诊。

诊查：来时双手撑腰，腰活动明显受限，下肢不痛，直腿抬高试验阴性，腰肌压痛，CT示L4/5、L5/S1椎间盘略有膨出，同时L4/5有唇样增生。

诊断：腰椎小关节滑膜嵌顿症。

治疗：因余年迈无力进行手法治疗，指导年轻大夫施术，效果依然良好。嘱患者回家卧床休息3~5天，同时理疗或用盐袋加热后在腰痛处热敷，每天2次，每次1小时，肾痹汤7剂，水煎服，日1剂，7天后回复病愈。

（二）临证备要

该病临床常见，外伤史不明显，其特征是多在不经意活动时突然出现腰痛不能活动，严重者腰部僵硬疼痛难忍，彻夜不眠，患者没有下肢症状是与腰椎间盘突出症的鉴别要点，及时手法治疗解除滑膜嵌顿效如桴鼓。本病属于中医"筋出槽，骨错缝"，手法治疗的机理在于"欲合先离，离而复合"，先使小关节张开，解除滑膜的嵌顿，关节自然合拢复位，即刻手到病除。斜扳法和旋扳法都是这个应用原理，判断棘突偏移方向是确定手法操作的前提，判断失误则手法谬矣。

手法体会：腰椎后关节滑膜嵌顿的主要矛盾是小关节滑膜嵌入关节间隙内，由于神经反射和身体保护性反应而产生广泛性肌肉痉挛，尤以骶棘肌为重，肌肉痉挛又加重了疼痛，如此形成恶性循环，在治疗中必须抓住肌肉痉挛和滑膜嵌顿两个中心环节，才能标本兼治。肌肉痉挛疼痛，中医认为是经络受阻，气血瘀滞不通，不通则痛。所以在治疗上必须使气血得以宣通，疼痛自然缓解。按摩手法可以缓解肌肉痉挛，增加局部的血液循环，消除瘀滞，从而起到行气活血、消肿止痛、舒筋活络之目的。

斜扳手法是以腰部为支点，一个力作用在肩部，使其向后旋转，另一个力作用在臀部，使其向前旋转，两个合力作用在支点上，使腰部产生旋转，借此扭转之力可拉开腰椎小关节，使其间隙增大，由此嵌在小关节间的滑膜得以解脱，基本矛盾得以解除。但斜扳手法未必都获成功，为了彻底使滑膜解脱，所以又加用了牵抖一法，且牵引力必须够大，方可拉开小关节间隙，同时术者双手又使患者腰部左右摆动，必然会使腰椎两侧小关节张开闭合、闭合张开，再加牵抖作用，因而可完全解脱嵌顿之滑膜，同时又可起到稳定关节之作用。

发病后治疗愈早愈好，因为滑膜嵌顿时间短，滑膜水肿等炎症反应轻，恢复顺利，经合理的治疗一般均能痊愈。若误诊或延误治疗，滑膜嵌顿时间长，水肿明显，即使是手法复位成功，腰椎活动功能能即刻大部恢复，但局部不适感却需要数日才能缓解，此时需要卧床休息及理疗，适当口服消炎镇痛药。1990年初，余曾总结以手法治疗该病50例，在全国骨伤大会发言，得到与会者高度评价。很遗憾我年迈体弱，不能施行手法。只要晚辈能认真学习，一定会将手法传承下去，造福患者。

二、肱骨内上髁骨折伴肘关节脱位

1. 肘关节后外侧脱位

肱骨内上髁撕脱之骨片多无嵌夹，复位较易。上助手双手握上臂，下助手握前臂及腕部，术者左手握肱骨下端，右手握尺桡骨近端，在二助手拔伸牵引的同时，术者左手拉肱骨下端向外，右手推尺桡骨近端向内，下助手并逐渐使患者屈肘，前臂旋前，肘关节脱位即可复位，肱骨内上髁骨片亦随之复位。

2. 肘关节外侧脱位

肱骨内上髁骨片多由屈肌腱和内侧韧带的牵引而位于肱骨下端关节面以下或其外侧。整复时，上助手双手握上臂，下助手一手握腕部、一手握手指，将肘、腕、指关节伸直，前臂旋后微作牵引，以增强屈肌的拉力，有助于骨片从关节腔内移出。术者左手握肱骨下端固定，右手握住尺骨近端向内推挤，在推挤时，努力使肘关节间隙挤紧，依靠尺骨鹰嘴的内侧缘将肱骨内上髁骨片推挤出关节腔。肘关节复位后，使患者前臂旋前，屈肘90°，屈腕。

3. 肱骨内上髁骨折片呈三度移位者（嵌入肱尺关节间隙内）

这种情况复位有一定的困难，如果单独依靠屈肌的拉力或增大内侧关节间隙难以复位。我们采取再脱位的方法进行复位，因为骨片位于肱尺关节间隙内，肘关节极不稳定，易再脱位。下助手仍伸直患者的肘、腕、指关节，并外展旋后位牵引，术者握尺桡骨近端轻轻向外侧拉，即可造成肘外侧脱位，肱骨内上髁之骨片即可摆脱肱尺关节之间的嵌夹，再按二法复位，多易成功。

经上法，肘关节脱位和肱骨内上髁之骨片多能满意复位。但有时骨片变成二度移位，有时变成40°或90°不等旋转移位。此时应摸清骨片的位置或依靠 X 线片进行分析，根据旋转的角度和骨片所在的位置，以右手拇、食、中三指捏住骨片推向肱骨内上髁之原位。

固定方法：以胶布筒剪成四块瓦形纸壳，以适应肘关节的生理形态，当复位满意后，在肱骨内上髁的前下方置一块大小合适压垫，胶布固定，肘部裹以棉垫，将四块瓦形纸壳分别置于上臂下端的内外侧和前臂近端的内外侧。上下纸壳的尖端互相重叠。加强肘部的固定力量，上下纸壳分别用两条扎带系紧，中间相邻的两条，内外侧再以系带相连。内侧略紧，增加压力，防止滑脱，其外再以绷带加强固定，前臂旋前，屈腕，悬吊胸前。

三、锁骨骨折的整复和固定方法

锁骨骨折临床多见，整复与固定的关键在于能使骨折远侧断端向上、向外对合骨折近侧断端。此种骨折复位成功率极高，但固定多不可靠，以往多采用"∞"字绷带或双环固定法，此法固定亦难以克服上肢重力的影响，最后仍导致错位愈合。固定松了不起作用，过紧影响上肢血液循环，造成肢体肿胀，甚至神经压伤或腋窝处压迫性溃疡。固定术后护理不便，患者不能平卧和侧卧休息。

余采用患肢屈肘内收上顶法整复固定，收到满意效果。其整复方法：患者仰卧在整复床上，患侧腋下放以棉卷，其作用是使肩外展以松弛胸大肌，助手立于健侧，一手握患侧腕部，一手握肘部，将肘关节屈曲 90°，同时内收上臂至胸前，握肘部之手努力推顶上臂向上向外，迫使锁骨远端向上向外。术者立于患者头侧，以一手拇、食指向下向内压锁骨近侧端，另一手拇、食、中指捏住骨折远端向上提，骨折即可复位。整复结束后，将伤肢保持屈肘内收位，以绷带固定于胸前，并使肘关节努力向上向外，以消除上肢重力的影响。固定 3~4 周即可。

四、肩关节脱位合并肱骨外科颈骨折

本病临床少见，患者跌倒后上肢位于高度外展后伸位，手掌着地，身体重力和地面反冲力集中在肩关节，肩峰抵住大结节，即产生杠杆作用，肱骨头顶破关节囊前下方薄弱处，即可造成肩关节脱位，若外力较大余力继续作用，同时可发生外科颈骨折。其病理改变较复杂，采用以下复位法一般可获得成功。

高位臂丛麻醉后，患者仰卧于整复床上，上助手以宽布带绕过患侧腋下，两手拉住布带的两端向上牵引，下助手握患侧腕部向下牵引，在缓缓牵引的同时，逐渐将伤肢外展至 70°左右并轻轻旋转活动，使骨折的远端对准骨折的近端，此时术者双手拇指顶住向内下旋转肱骨头的关节面向外上方向推顶，并轻轻旋转肱骨头，使肱骨头从破裂的关节囊口还纳到关节盂内，肱骨头复位后用拇指按压稳定住肱骨头，以防再脱位，下助手在牵引的同时将肱骨外展，使骨折端对位。复位成功后，在牵引下逐渐将上肢内收，术者双手固定骨折端，助手沿伤肢纵轴轻轻嵌击，使骨折端紧密对合。以连肩板固定患处。

手法成功的关键在于良好的麻醉，且操作手法一定要轻柔缓慢。特别是下助手牵引力量不能过猛过大，否则易加重损伤，同时可造成关节囊破裂口的闭锁，阻碍复位，术者双拇指推顶肱骨头时，助手在牵引的同时轻轻旋动上肢肱骨头，如此可使关节囊破裂口张开，便于肱骨头复位，也可避开肱二头肌肌腱的阻挡，有利于肱骨头还纳。

五、手法复位加钢针撬拨治疗肱骨近端粉碎骨折

医案

史某，男，56岁，山东某厅干部，于1986年5月6日初诊。

病史：车祸伤，经拍片诊断为左肱骨上端粉碎骨折，并行患肢悬垂石膏固定，患者痛苦难忍。次日多家骨科专

家会诊，众说纷纭，后转入山东省中医院骨科保守治疗。

诊断：左侧肱骨干上端粉碎骨折（共计 8 块骨块，骨块不整齐，有的分离，有的斜位，有的错位）。

治疗：科内研究决定，以手法整复，配合钢针撬拨整复骨折，并用连肩夹板固定，将患肢置于外展支架上。臂丛神经麻醉成功后，患者仰卧，一助手在上，用布带绕过患侧腋下，向上牵引，另一助手握患肢腕部向下牵引，力量适中。术者用克氏钢针插入骨折部位，用钢针尖撬拨移位之骨块，另一术者拇指按压、推顶分离移位之骨块，经合力将骨块复位。并用连肩夹板固定，将患肢置于外展支架上，支架固定在胸腰部位，牢固可靠。手术顺利完成，患者不觉痛苦。术后拍片，骨折块对位基本满意。内服接骨续筋之药。半个月后拍片，骨折块没有错位，继续固定治疗。50 天后拍片复查，骨折线模糊不清，决定放下外展支架，并嘱患者练习提肩动作、屈伸肘关节活动，以锻炼肩部周围及前臂肌肉功能。两个月以后拆除连肩夹板，并配合推拿手法，帮助恢复功能。经过 3 个月的治疗，骨折愈合，肩部功能基本恢复。半年复查，功能完全恢复，患者及家属十分高兴并谢之。

按：此种复杂骨折临床罕见，手术治疗难度较大，必然会造成骨块游离，失去血运，对骨折愈合不利，后期可造成肩关节粘连，严重影响肩关节功能。悬垂石膏固定治疗此种骨折是不合理的，其目的是依靠石膏的重量对骨折断端进行牵引。由于肢体活动，必然会对骨折断端产生剪力，不但造成患者痛苦，对骨折愈合亦十分不利，此法不可靠。中医以整骨手法配合钢针撬拨治疗效果十分满意，没有留下一点后遗症，堪称正骨手法之经典。此法也可用于关节内和近关节骨折，效果也很满意。

第 三 章

手 术

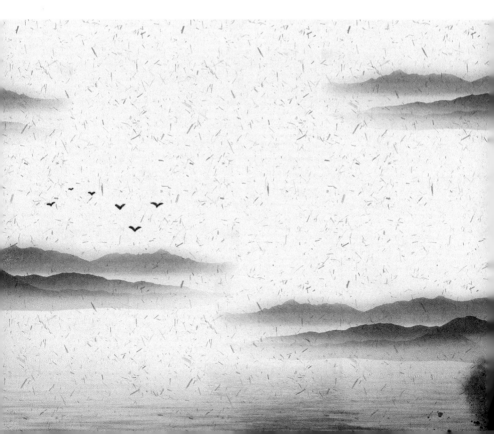

半腱肌替代治疗膝关节后交叉韧带断裂

后交叉韧带在稳定膝关节中起着重要作用，一旦断裂必须治疗。其具体手术方法较为简单，取膝关节内侧弧形切口长 15cm，向后游离皮瓣即可找到半腱肌，向前暴露关节腔，将半腱肌从其胫骨上端内侧止点处切断，系以粗丝线，从股内侧髁朝向髁间窝（后交叉韧带起点处）做骨隧道将半腱肌远端引向关节腔内，再由胫骨结节内上方向髁间隆突后方（后交叉韧带止点处）做骨隧道，以倒钩针将半腱肌远端引出胫骨隧道外后，在膝关节适当的位置拉紧半腱肌，反转固定在骨孔周围的骨膜上，此时可将膝关节屈曲，做抽屉试验。膝关节稳定后，关闭伤口。用此手术方法，共治疗 18 例后交叉韧带完全断裂，取得了良好效果。

以下列举几例说明之。

（一）医案

医案 1

刘某，男，37 岁，齐河人，1994 年 5 月 20 日初诊。

病史：患者被汽车撞伤左膝关节，当时疼痛肿胀，不能站立和行走，急来我院治疗。

诊查：左膝关节肿胀、压痛、功能障碍，X线片检查未见骨折，但胫骨有后移现象。侧副韧带完好，后抽屉试验阳性，膝关节不稳。

诊断：右膝关节后交叉韧带完全断裂。

治疗：于1994年5月27日行手术治疗。以半腱肌替代后交叉韧带。手术顺利。膝关节半屈曲位，石膏托固定1个月，拆除石膏，逐步练习膝关节功能。同时配1号洗药熏洗。半年后复查膝关节功能恢复良好，走路下蹲正常，膝关节稳定，能参加劳动，抽屉试验阴性，评价优。

医案2

王某，男，20岁，长清西关人，1993年12月8日初诊。

病史：患者于12月8日从高处摔下致左膝关节损伤，当时肿胀，功能丧失，不能行走，急来省中医急诊，入院治疗。

诊查：左膝关节肿胀压痛，已失去功能，扶拐行走。屈伸功能障碍，后抽屉试验阳性，X线片示胫骨上端有后移表现，未见明显骨折，等待肿消后手术治疗。

诊断：左膝关节后交叉韧带完全断裂。

治疗：于 1993 年 12 月 16 日上午按上述手术方法治疗，手术历时 2 小时，顺利。1 个月后逐步练习功能。于 1994 年 9 月 19 日复查，膝关节完全恢复正常，能参加体力劳动。

医案 3

杨某，男，39 岁，滕州人，1988 年 3 月 5 日初诊。

病史：右膝关节被汽车撞伤后半年，疼痛，行走困难，膝关节不能持重，外贴膏药治疗无效，来济求治。

诊查：走路疼痛跛行，肿胀已消，后抽屉试验阳性，胫骨上端后移 1.5cm，膝关节松动，外侧副韧带损伤，麦氏征试验阳性，内侧半月板破裂。

诊断：右膝关节后交叉韧带完全断裂合并内侧半月板损伤，外侧副韧带撕裂伤。

治疗：于 1988 年 3 月 15 日常规手术，以半腱肌替代后交叉韧带，同时切除内侧半月板，手术顺利。于 1994 年 6 月 6 日复查，膝关节功能完全恢复正常，无痛，膝关节稳定有力，能参加体力劳动。

医案 4

王某，男，36 岁，农民，荣成人，1991 年 11 月 26 日初诊。

病史：患者 5 天前被汽车撞伤右膝关节，当时不能行走。膝关节肿胀疼痛，收留文登整骨医院。

诊查：入院化验检查无异常发现，膝关节消肿后检查内外侧副韧带正常，后抽屉试验阳性，胫骨后移约 1.5cm，膝关节不稳，X 线片检查没有骨折。

诊断：右膝关节后交叉韧带完全断裂。

治疗：于 1991 年 12 月 4 日进行手术治疗，手术顺利，术后 1 个月拆除石膏固定，逐步锻炼膝关节功能。于 1994 年 8 月 12 日复查，右膝关节无肿不痛，稳定有力，抽屉试验阴性，恢复原体力劳动。

医案 5

王某，男，32 岁，工人，长清人，于 1990 年 6 月 22 日初诊。

病史：于 1990 年 5 月 30 日被汽车撞伤左膝关节，当时疼痛肿胀不能行走，当地外贴膏药无效，后来省中医院诊治。

诊查：左膝关节肿胀较重，压痛，膝关节功能不稳，不能走路，后抽屉试验阳性，胫骨近端向后移位约 1.5cm。X 线片示胫骨后移位，并伴腓骨上端骨折。化验检查无手术禁忌症。

诊断：左膝关节后交叉韧带完全断裂合并腓骨头骨折。

治疗：于 6 月 26 日手术治疗，手术方法以半腱肌代替后交叉韧带，手术顺利。后去石膏固定，练习膝关节功能。

于 1992 年 6 月 10 日复查，功能恢复正常，能参加体力劳动。

医案 6

张某，女，26 岁，工人，平原县人，于 1988 年 7 月 3 日初诊。

病史：患者于 1988 年 4 月 3 日不慎被木头砸伤右膝关节，当时肿胀疼痛，膝关节丧失功能，在当地贴膏药固定 3 月余，后膝关节出现畸形，呈半屈曲位，需扶双拐行走，伸直膝关节则疼痛，来省中医院求治疗，收入院。

诊查：不敢下地行走，右膝关节呈半屈曲位，伸屈受限，胫骨上端向后移 2cm，向前推不动，膝关节粘连，X 线片示右膝关节向后半脱位，胫骨平台骨折。

诊断：右膝关节后交叉韧带完全断裂合并胫骨平台骨折。

治疗：因为右膝功能障碍，向后呈半脱位畸形，决定先复位后再手术治疗。行胫骨结节骨牵引，将小腿置于勃朗氏架上，牵引近 4 周，半脱位已复位，膝关节松动。于 1988 年 8 月 5 日手术治疗。层层解剖进入关节腔，发现前交叉韧带完好，后交叉韧带完全断裂并萎缩。胫骨内侧平台略有塌陷，骨折已愈合。内侧副韧带未完全断裂进行修补，胫骨平台骨折不需处理，以半腱肌肌腱替代后交叉韧带，术中活动膝关节并轻度做抽屉试验，韧带紧张有力，缝合伤口，石膏固定4周。

复诊：术后4周患者按时复诊。拆去石膏托，伤口愈合良好，膝关节屈曲畸形消失，但活动受限，能够伸直膝关节行走，嘱其回家练习膝关节功能，并用中药熏洗，逐步恢复其功能。于1994年6月3日来复查，膝关节功能恢复正常，内外侧副韧带完好，膝关节抽屉试验阴性，行走下蹲正常，参加原来工作。

医案7

赵某，女，35岁，农民，文登人，于1993年9月15日初诊。

病史：患者于9月14日不慎摔伤右膝关节，当时肿胀、疼痛，不敢走路，被人背着回家，次日到文登整骨医院就诊，收入院。

诊查：患者右膝关节肿胀、压痛，扶双拐行走，膝内侧压痛，小腿外翻时局部疼痛加重。膝关节不稳，后抽屉试验阳性，拍片检查无骨折，但胫骨近端略后移。

诊断：右膝关节后交叉韧带完全断裂合并内侧副韧带断裂。

治疗：于1993年9月22日行半腱肌替代手术，修复后交叉韧带同时修补内侧副韧带。手术顺利，1个月后复查去除石膏，嘱练习膝关节功能，并用中药熏洗膝关节，功能逐步恢复。于1994年9月7日复查，膝关节功能正常，能参加体力劳动，患者满意。

医案 8

王某，男，23岁，学生，济南长清人，1994年3月1日初诊。

病史：患者于1994年3月1日不慎被钢筋打伤左膝关节，当时膝关节肿胀疼痛，不能行走，急来省中医就诊并收入院治疗。

诊查：入院后检查，左膝关节肿胀较重，左胫骨上端有后移现象，因为肿痛，无法进行详细检查，不能下地行走，阅左膝X线片，胫骨近端后移约2cm，其他化验检查正常。

诊断：左膝后交叉韧带完全断裂。

治疗：肿胀消退，于3月15日手术，以半腱肌替代后交叉韧带，手术顺利。于1994年11月25日复查，膝关节无肿无痛，稳定有力，行走不痛，下蹲略受限，抽屉试验阴性，伸直正常。

医案 9

邵某，男，20岁，农民，济南人，于1987年3月30日来省中医初诊。

病史：患者于 1987 年 3 月 30 日因墙倒砸伤左膝和右髋关节，当即疼痛难忍。右髋关节及膝关节失去功能，急送省中医院就诊。

诊查：右髋关节不能活动，呈屈曲外展畸形。左膝关节肿胀呈半屈曲位，压痛明显。X 线片示髋关节前脱位，左膝完全后脱位。

治疗：在麻醉下先手法整复右髋关节脱位，复位成功后，再复位膝关节脱位。因为膝关节完全脱位，必然造成前、后交叉韧带完全断裂，虽能整复，但膝关节不稳，暂以石膏托固定，待肿胀消退后再做处理。于 4 月 15 日在硬膜外麻醉下进行左膝探查术，术中发现前后交叉韧带完全断裂，以半腱肌替代后交叉韧带，前交叉韧带在其止点处撕脱，以粗丝线固定于止点处。术毕，以石膏托固定 45 天后拆除石膏，配合中药熏洗逐步锻炼功能。1994 年 10 月 30 日复查，无肿不痛，膝关节稳定有力，下蹲轻度受限，抽屉试验阴性，恢复原工作。

医案 10

赵某，男，23 岁，农民，文登人，1991 年 10 月 31 日初诊。

病史：于 1991 年 10 月 30 日被人打伤左膝关节，当时疼痛，膝关节功能障碍，次日去文登整骨医院住院治疗。

诊查及治疗：左膝关节行走则痛，检查左膝关节不稳，站立打软腿，膝关节后抽屉试验阳性，拍片检查无骨折。当时诊断左膝关节后交叉韧带完全断裂。该患者在 11 月 9 日行左膝关节后交叉韧带修补术，后回家休息。经过 4 个月功能锻炼，功能未恢复，走路不稳，前后有滑动感，患者不能参加工作，说明单纯修补效果不佳。于 1992 年 2 月 26 日再次手术，以半腱肌替代后交叉韧带，手术成功。于 1994 年 2 月 28 日复查，膝关节屈伸活动正常，已恢复原工作。

（二）临证备要

膝关节后交叉韧带断裂临床少见，多有严重外伤史，如摔伤、砸伤、高处坠落伤等，所以多伴有较为严重的并发症，如半月板损伤、前后交叉韧带损伤、内外侧副韧带损伤和骨折等，该手术方法可一并处理。手术方法实用可靠，优良率达 94%，据文献查新属国内首创，相关研究课题曾于 1995 年获山东省科技进步三等奖，1995 年山东省教委科技进步二等奖，1991 年在天津第二届国际骨科学术讨论会上报告交流，得到与会者高度评价，并在国内推广应用，取得广泛的社会效益。

从医有感

从医之路非常艰难，但又非常光荣，生命之托，重于泰山。在长达五十余年的从医路上，我有深刻体会，做医生太难了，学到老做到老。要想做一名好医生，必须做到勤、精、仁、德、劳。

何为勤？就是当你进入医学大门之后，必须勤奋读书、背书，熟练掌握医学基础课和临床课，为做医生打下坚实的基础。进入临床后要勤于工作，在老师的指导下做好每项工作，尽职尽责。同时还要博览群书，吸收各家之长。要苦心研究医学领域中的难题，多做科研，总结临床经验，写出优秀的科技文章。争取时间到外地学习知名专家的宝贵经验和先进技术。医学无止境，所以要勤奋读书，使自己的知识更加丰富。

何为精？医生工作关系到人的生命，不能有丝毫马虎。无论是临床技能操作，还是手术、处方用药等，都要精益求精、一丝不苟，否则必出差错！

何为仁？即仁爱、仁慈之意。对待患者要有仁慈之心，从接诊至临床检查治疗，都要贯彻一个"仁"字，患者所提出的问题都要耐心解答清楚，不厌其烦，使患者满意为止。因为他是患者，他有痛苦，须要耐心体贴他，帮助解除疾病的痛苦折磨。如能做到这一步，患者心情舒畅，高兴而归，病情随之好转，这也是心理治病。取得患者信任，千万不要与患者吵架，否则会失去医生的威信。

何为德？即医德，医生的道德品行。做医生要遵循医德医风，只有全心全意为患者服务，绝不可有私心杂念、道德败坏之行为，否则必将被社会所唾弃。

做医生一生都是辛苦劳累的，特别是外科医生，上午看病，下午还要给患者做手术，做手术就要担风险。手术顺利，医生患者皆大欢喜。有时在手术过程中可能发生意外，甚至意想不到的病情，那就麻烦了，手术不知拖到什么时间，是否能顺利下台，皆是未知数。我曾在手术台上站了整整八个小时。手外科医生更辛苦，连续十二个小时以上在做手术，极为疲劳和辛苦，第二天又来了急诊，连续上台。手术成功，患者高兴表扬；如果失败，后果不堪设想，一生都处在紧张劳累之中。

从医之路是漫长而曲折的，要想做一名好医生更难。只有刻苦学习，孜孜不倦，努力奋斗，才可能达到医学之顶峰。

  我的一生是忙碌的一生，有成绩，也有不足。尽管从医之路艰辛和复杂，但我喜欢这个职业，我愿奉献一切。今将从医之验案写出来留于后世，可能会有帮助和启发，不当之处请批评。

曹贻训

2021 年 9 月 1 日